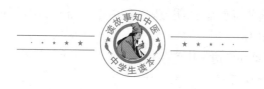

大中国名药地理

主　编　张　明　张晓天
编　委　（以姓氏笔画为序）

王文举　艾　静　刘喜德　李　昊　肖丽春
谷井文　张晓阳　范慧敏　柳　静　徐　红
黄飞华　彭　锐　樊东升

中国中医药出版社
·北京·

图书在版编目（CIP）数据

大中国名药地理 / 张明, 张晓天主编 . —北京 : 中国中医药出版社 , 2018.1

（读故事知中医·中学生读本）

ISBN 978-7-5132-4528-9

Ⅰ . ①大… Ⅱ . ①张… ②张… Ⅲ . ①中草药—药用植物—植物地理学—中国—青少年读物 Ⅳ . ① R282-49 ② Q948.52-49

中国版本图书馆 CIP 数据核字 (2017) 第 250918 号

中国中医药出版社出版

北京市朝阳区北三环东路 28 号易亨大厦 16 层

邮政编码 100013

传真 010-64405750

河北仁润印刷有限公司印刷

各地新华书店经销

开本 880×1230 1/32 印张 6 字数 87 千字

2018 年 1 月第 1 版 2018 年 1 月第 1 次印刷

书号 ISBN 978 - 7 - 5132 - 4528 - 9

定价 26.00 元

网址 www.cptcm.com

社 长 热 线 010-64405720

购 书 热 线 010-89535836

维 权 打 假 010-64405753

微信服务号 zgzyycbs

微商城网址 https://kdt.im/LIdUGr

官 方 微 博 http://e.weibo.com/cptcm

天猫旗舰店网址 https://zgzyycbs.tmall.com

如有印装质量问题请与本社出版部联系（010-64405510）

《读故事知中医·中学生读本》
丛书编委会

吴天敏	吴若飞	吴素玲	邱建文	何光宏
何渝煦	余茜	余尚贞	谷井文	汪栋材
沈红权	迟莉丽	张红	张明	张晋
张文安	张立祥	张若平	张松兴	张树峰
张晓天	张晓阳	张冀东	陆敏	陈洪
陈燕	陈运中	陈其华	陈实成	陈筱云
武忠	范恒	范慧敏	林晓洁	林蠼钊
欧江琴	周大勇	郑心	练建红	项凤梅
赵红	赵红兵	胡真	柳静	闻新丽
姜丽娟	姜劲挺	袁斌	贾杨	贾军峰
贾跃进	顾军花	倪京丽	徐红	凌江红
高昌杰	郭红	郭健	郭文海	郭艳幸
郭海英	郭蓉娟	黄谷	黄彬	黄飞华
黄金元	曹淼	龚少愚	崔瑛	麻春杰
商洪涛	梁永林	梁兴伦	彭进	彭锐
彭玉清	董波	董健强	蒋茂剑	韩平
韩春勇	韩冠先	谢胜	谢沛霖	熊振芳
樊东升	德格吉日呼	潘跃红	霍莉莉	
戴淑青	魏一苇	魏孟玲	魏联杰	

前　言

　　中医药是我国宝贵的文化遗产，是打开中华文明宝库的金钥匙。它既是致力于防病治病的医学科学，又是充分体现中国传统人文哲学思想的文化瑰宝。中医药的两大特色是整体观念和辨证论治，强调天人合一，形神合一，藏象合一，其所提出的"治未病"等防病治病的理念更是越来越受到国内外的重视。进一步传承、保护、弘扬和发展中医药，使更多当代学生了解、认可和传播中医药，使中医药随着时代发展永葆生机。这不仅对于中华文化的传承、繁荣以及中华民族的伟大复兴具有极为重要的意义，更是我们每一位中医人的责任。

　　身心健康和体魄强健是青少年成长学习，实现梦想，以及为祖国和人民服务的基本前提。青少年拥有健康的体魄，民族就有兴旺的源泉，国家发展就有强盛的根基。但是，目前学校、社会对于学生的健康教育和思想教育的重视程度还有待进一步提高。中医药作为中国传统文化的重要载体，对于传授医药健康知识、提升青少年传统文化素养等具有重要的意义。然而，值得指出的是，由于社会环境观念的转变，当代青少年接触中国传统医药学较少，对中医药文化知识缺乏了解，甚至由于目前市场上出现的一些良莠不齐的中医药宣传读物而导致他们对中国传统医学产生误解。正是在这样的背景下，我们编纂《读故事知中医·中学生读本》系列丛书，希望能使更多的青少年了解中医药，喜爱中医药，传承中医药，传播中医药，同时通过学习这些中医药小知识提高自己对于健康和疾病的认识，进一步强壮青少年一代的身体素质。

本系列丛书立足于向青少年传播中医药知识和文化，通过生动讲述一篇篇精挑细选的中医古文经典，追随古代医家的行医历程，能够让青少年感受华佗、张仲景等名家大医救死扶伤、拯济天下苍生的医德精神；通过细致讲述一则则关于中草药的美丽传说，介绍各地盛产的道地中药，能够让青少年领略祖国山河的富饶辽阔和中药的多姿多彩；通过深入浅出地介绍一个个常见疾病，分析如何运用中医药治疗感冒、发烧、青春痘、肥胖症等，能够让青少年对中医有系统的了解，掌握一些防治疾病的中医药基础知识。

愿本丛书能帮助诸位同学丰富阅历，开阔眼界，健康身心，茁壮成长！能帮助中医学走进校园，走近青少年，走入千家万户！

何清湖

2017 年 9 月 1 日

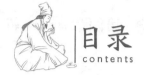

目录
contents

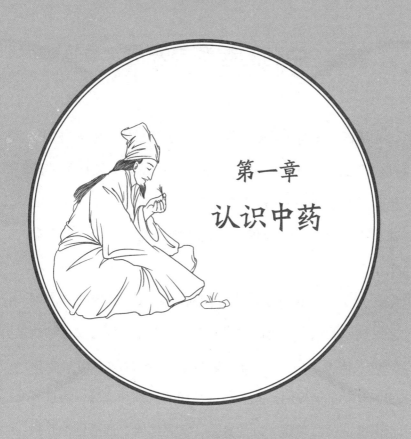

第一章

认识中药

中药的起源与发展

中国人民对中草药的探索经历了几千年的历史。相传，神农尝百草，首创医药，因而神农在民间又被尊为"药皇"。《淮南子·修务训》记载："神农……尝百草之滋味，水泉之甘苦，令民知所避就。当此之时，一日而遇七十二毒。"

其实，神农只是古代人们对中药探索过程的一个缩影。在原始社会，我们的祖先在生产劳动中无意发现动植物对人体可以引起某些药效反应，这种反应有时是积极的，有时是消极的，人们经过长期的辨别和选择，通过有意识地试验、观察、口尝身受，实际体验，逐渐创造并积累了一些用药知识，并经不断总结和交流，逐步形成了早期的中药概念。

因为这一阶段的中药种类大多局限于植物药范围，所以中药又常被称为"本草"。

秦汉时期，国家统一，经济发达，随着中医基础理论的基本建立，人们对中药的感性认识逐渐发展为理性认识。在这一时期，最具有划时代意义的《神农本草经》成书。

该书是对先秦时期中药资源开发利用的全面总结，全书共3卷，收载药物包括动、植、矿物3类，共365种，每味药载有性味、功能与主治，并按中药的养命、养性、治病等功效的不同分为上、中、下三品。书中对药物有毒无毒、四气五味、配伍法度、服药方法及丸、散、膏、酒等剂型的记载，为后世中药学的进一步发展树立了标杆，标志着我国中医药理论的初步建立。

魏晋南北朝，是综合本草模式的初步确立时期。这一时期出现了一个极具代表性的中医大家，叫陶弘景。陶弘景自小十分喜爱医药学，他不拘于书中的言论，遍历名山，亲自深入药材产地，了解药物的形态、采制方法，并以实际的观察来印证书中的内容。

陶弘景花了毕生的心血，对《神农本草经》整理补充，著成《本草经集注》一书，每药之下不但对原有的性味、功能与主治有所补充，并增加了产地、采集时间和加工方法等，大大丰富了《神农本草经》的内容，将简单的本草经验总结，发展为综合本草研究，扩大了中药学的知识体系。

南朝宋药学家雷敩，所著《炮炙论》，是我国最早的制药专著，本书记述了制药学的基本知识，收载约300种药物的炮制加工方法，开创了中药学的新分支学科——炮制学。

隋唐时期，由于生产力的发展以及对外交通日益频繁，外国药物陆续输入，药物品种日见增加，而且此段时期首次出现依靠国家和行政力量对中药学进行整理，从而产生了我国历史上第一部官修本草——《新修本草》，载药844种，首创图文并茂形式。此书由当时的政府修订和颁行，所以可算是中国也是世界上最早的一部官方药典。

而且此阶段的中药学发展还呈现出一个特点就是多样化，比如出现了中药学新分支学科《食疗本草》，开创了食药治病的先河，可谓是古代营养学的先行者。还有专门记载外来药及地区药的《海药本草》，全书收录药物124

种，其中96种标注外国产地，如安息香、诃梨勒出波斯，龙脑香出律因，金屑出大食国。

宋金元时期，活字印刷术的发展为医药资料的整理、传播提供了良好条件。1080年首设国家药局"熟药所"，并由医官编纂了《太平惠民和剂局方》，促进了药材检验、成药生产的发展，带动了炮制、制剂技术的提高，并制定了制剂规范，总结了"十八反""十九畏"等配伍禁忌。

明代是中国古代史上中药资源开发利用和本草理论发展的鼎盛时期。伟大医药学家李时珍，"岁历三十稔，书考八百余家，稿凡三易"，编成了符合时代发展需要的本草著作——《本草纲目》。

为了完成这本书，李时珍亲自上山采药，远穷僻壤，遍询土俗，足迹踏遍了大江南北，对药物进行实地考察和整理研究。此书载药1892种，附方11 000多个，全面整理和总结了16世纪以前中国人民的药物知识，并有了很大发展。

他改绘药图，订正错误，每药之下，分释名、集解、修治、主治、发明、附方及有关药物等项，体例详明，用字严谨，是中国本草史上最伟大的著作，也是中国科学史中极其辉煌的成就。该书首次刊发时，已是李时珍死后3年，他以毕生心血严谨治学的态度值得我们每一个人学习。

清代时期，商品经济进一步发展，不仅中药行、中药店林立，还形成了全国性的药材集散市场，如安徽亳州、河南禹州、河北安国、江西樟树等都是中国公认的获得"中国药都"称号的城市。1765年，赵学敏的《本草纲目拾遗》刊行，载药921种，其中新增药716种，大大丰富了我国药学宝库。

但是鸦片战争之后，随着西医、西药传入中国，中药一枝独秀的局面被打破，中药发展遭遇停滞，抗日战争爆发后，中药发展更是遭到重创，药材经营惨淡，药店纷纷倒闭，以祁州（安国）为例，当地原有中药店1500多家，抗战期间仅剩70家。此阶段，中药学的发展受到阻碍，中华人民共和国成立前甚至濒于被人为消灭的境地。

中华人民共和国成立后，中医药事业的发展再次迎来春天，政府多次组织各方面人员对中药资源进行大规模调查，编写了全国性的中药志、药用植物志、药用动物志及一批地方性中药志，使目前中药总数达到了 8000 种左右。并围绕中药学产生了许多分支学科，如中药鉴定学、中药化学、中药药理学、中药炮制学、中药制剂学等，使中药的现代研究，无论在深度和广度上都取得了令人瞩目的成就。

2015 年 10 月，我国著名医学家屠呦呦凭借成功地从中草药青蒿中提取出青蒿素，并研制出系列青蒿素类药品，而荣获诺贝尔生理医学奖，成为首获医学科学类诺贝尔奖的中国人。在获奖感言中，屠呦呦称要感谢中医药，她正是从中医药这一伟大宝库中寻找创新源泉，从浩瀚的古代医籍中汲取创新灵感，才成功地从中草药青蒿中提取出青蒿素，并研制出系列青蒿素类药品。

如今，中医药凭借"量小，高效，安全，可控"深受老百姓喜爱，中医药是一座巨大的宝库，而打开宝库的钥匙就是我们将古老的中医药与现代先进的科技相结合，每一个热爱中医药的人都有责任共同努力，使中医药在基础理论、中成药的剂型和中医药治疗疑难疾病等方面取得更大进步，使中医药崛起，再次扬威于世界！

什么是道地药材

三分诊断，七分用药。大夫诊断准确是第一步，而直接与病邪较量，进入人体并帮助机体扶正祛邪的还是要靠一味味配伍出来的药物。中药材是中医防病治病的主要手段，因此，药材的品质优劣直接决定了中医临床疗效的优劣。

古代医家时常告诫："凡用药必须择土地之所宜者，则药力具，用之有据……"

中医大夫们都喜欢用道地药材，在中医处方笺上，在所开的每味药之前标上"川""云""广"等，这些"川""云""广"标注的就是药物的产地，"川"即四川，"云"即云南，"广"即广东、广西。如"川贝母""云南白药""广陈皮"等这些生长在特定区域的中药常被称之为道地药材。

"一方水土养一方人"，一方水土也养一方药。虽然每一种中药材都有不少产地，但在不同产地的水土、气候、日照以及加工、炮制工艺下生产出来的同一种中药材，质量和药效也会有差异。以贝母为例，虽同为多年生草本植物。但产于浙江的贝母，善于清肺祛痰，适用于痰热蕴肺之咳嗽；而产于四川的川贝母，长于润肺止咳，治疗肺有燥热之咳嗽、虚劳咳嗽。产地不同，功效就会有所偏差。

一般认为，道地药材是指在一特定自然条件、生态环境的地域内所产的药材，因生产较为集中，栽培技术、采收、加工也都有一定的讲究，以致较同种药材在其他地区所产者品质佳、疗效好。全国各地都有不少道地药材，如浙江有白术、白芍、浙贝母、杭白菊、延胡索、玄参、笕麦冬、温郁金，称作"浙八味"。河南境内、古怀庆府所产的山药、牛膝、地黄、菊花则是著名的"四大怀药"。当然还有常常得到人们赞誉的道地药材如甘肃的当归，宁夏的枸杞子，四川的黄连、附子，内蒙古的甘草，吉林的人参，云南的茯苓、三七，山东东阿的阿胶等。

其实，对于道地药材的认识在中医实践之初就被发现，并被加以理论总结和指导。

早在东汉时期，《神农本草经》就记载药有"土地所出，真伪新陈……"强调了区分药材的产地、讲究道地的重要性。《黄帝内经》则从理论上阐明了道地药材的含义，指出："岁物者，天地之专精也，非司岁物则气散，质同而异等也。"

而且在《神农本草经》中，不少药物单纯从药名上就可以看出有道地色彩，如巴豆、巴戟天、蜀椒、蜀漆、蜀枣（山茱萸）、秦椒、秦皮、秦瓜、吴茱萸、阿胶等。巴、蜀、吴、秦、东阿、代州都是西周前后的古国名或古地名。

到了唐代，道地药材的概念更加强化了。在当时，被众多医家奉为用药指南的《新修本草》中就对道地药材做了精辟的论述："窃以动植形生，因方舛性，春秋节变，感气殊功。离其本土，则质同而效异。"该书还对30余种道地中药的优劣进行了补充和订正。

到了南北朝时期，著名医学家陶弘景在《本草经集注》中，进一步论述了"道地"的重要性："诸药所生，皆有境界。多出近道，气力性理，不及本邦。所以疗病不及往人，亦当缘此故也。蜀药北药，虽有未来，亦复非精者。上党人参，殆不复售。华阴细辛，弃之如芥。"该书中对40多种常用中药的道地性采用了"第一""最佳""最胜""为佳""为良""为胜"等词来描述。

由此可见，道地就是"地道""正宗"的意思，就像现代社会，人们提起空调会想起"格力"，提起手机会想起"华为"，提起洗衣机会想起"海尔"，道地在古代就是药材的品牌、商标。

我们买商品，都是追求这个行业内做得最好的，因为品质上有保障，药材也是这样。有时候我们照着药方去抓药，吃了之后没治病效果，不是因为方子不对，而是因为药材不佳。所以，我们在看病的时候，不但要选择知名的大夫，更要选择道地的药材。只有双管齐下，才能药到病除。

中药的炮制

中药上有一味药叫"陈皮"，具有理气、调中、燥湿、化痰的功效，常用于治疗胸腹胀满、食欲缺乏、呕吐秽逆、咳嗽痰多等症，还能解鱼、蟹类中毒。

陈皮的来源大家一定想不到，也就是我们吃橘子时经常会随手扔掉的橘子皮。"陈"是"久""旧"的意思，顾名思义，陈皮自然是放置时间比较久的橘子皮。新鲜的橘子皮，除去杂质，并用清水喷淋润透，最后切丝阴干，就成了干燥的陈皮。

不过，有人就有疑问了，既然陈皮和橘子皮是同一种事物，是不是橘子皮同样具有理气、调中、燥湿、化痰的功效呢？当然不是，新鲜的橘子皮并不等于陈皮，也不具备陈皮的功效。

这是因为，陈皮隔年后挥发油含量大为减少，而黄酮类化合物含量就会相对增加。这时陈皮的药用价值才能体现出来。而鲜橘皮则含挥发油较多，不具备陈皮那样的药用功效。而且，近些年种植者为了防止橘子树遭病虫害会喷洒农药，这些残留在橘子表面的农药很难去除。若用这种鲜橘皮直接泡水喝，可能对健康产生不利影响。

新鲜橘子不能入药，经过阴干、晾晒才能入药，这其中的制作过程就叫"炮制"。中药炮制是根据中医药理论，依照辨证施治用药的需要和药物自身性质，以及调剂、制剂的不同要求，所采取的制药技术。中药原料经过炮制之后才能入药，也是中医用药的特点之一。

中药炮制是中国医药遗产的组成部分，是古代医家在用药过程中长期实践总结出来的，历史源远流长。我国第一部中药专著《神农本草经》上写道："药有毒无毒，阴干曝干，采造时月、生熟、土地所出真伪陈新，并各有法。若有毒宜制，可用相畏相杀，不尔合用也。"

中药炮制主要有4个目的，其一是为了使药物洁净、便于服用。有些草本植物采集时掺有泥沙，必须经过某种手段进行筛选、清洗，有些海产品与动物类的药物需要漂去咸味及腥味等，还有些药物混合有霉败品或残留非药用部分，因此，在炮制前，必须经过分离和洗刷，使其达到一定的净度，以保证临床用药剂量的准确。

比如说，麻黄根和茎虽然同属一体，但功效截然不同，所以要进行提前分离。桑螵蛸经过加热处理可以杀死虫卵。

其二是为了便于制剂和贮藏。某些药材，体积较大，质地坚硬，如鸡血藤、厚朴、藿香、丝瓜络、磁石、羚羊角等。这些药材必须经过加工处理后，制成一定规格的饮片，才便于配方和制剂。有些矿物质药物煎煮的时候为了充分提取药效成分，需要研磨成粉末，如炉甘石、珍珠等要"水飞"（炮制手法）后才能配制应用。还有些药物，特别是动物药，如鸡内金、蛇胆等在采集后必须烘焙，使药物充分干燥，以便贮藏。

其三是为了消除或减少药物的毒性、烈性和不良反应。中医讲"是药三分毒"，有些药物虽然具有较好的治病疗效，但是也存在一定的毒性或不良反应。比如说半夏、天南星生用的时候有毒，但用生姜、明矾制后可以解除毒性。又如巴豆有剧毒，去油制霜（中药炮制方法）后可减少毒性。

当然，还有些炮制方法是为了适应患者病情和体质等不同需要，对某些药物通过炮制来改变或缓和其性能，以达到治疗目的。比如柏子仁具宁心安神和滑肠通便双重作用，如果用于治疗失眠，就要只取它"宁心安神"的效果，不能让患者吃了产生滑肠而拉肚子，所以也要经过特殊炮制，来抑制它"滑肠通便"的功效。

其四，中药炮制还为了改变药物的性味。药物都具备四气五味的属性，性味不同达到的效果就会有所偏差。而中药炮制则常能对药物的性味产生一定的影响。比如黄连本为大苦大寒药，经过辛温的姜汁制后，能减低苦寒之性，即所谓以热制寒。再如生地黄主泻，具清热凉血、滋阴养血之功。而熟制后则主补，具有补血滋肾养阴作用，这样就扩大了药物作用的范围。

还有的时候，我们为了使药物到达某些特定的治病部位，也要进行炮制改变药物作用的趋势。如黄柏原系清下焦湿热药，经酒制后作用向上，就能兼清上焦之热；黄芩能走上焦，用酒炒制后，增强了上行清热的作用。砂仁行气开胃消食，作用于中焦，经盐煮后，可以下行治疗小便不利。中医药学大家李时珍曾总结说："升者引以咸寒，则沉而直达下焦，沉者引以姜酒，则升而上至巅顶。"

在临床上，炮制手法的好坏也直接影响着药物的疗效。比如说"西瓜霜"，正确的制作方法是，取新鲜西瓜，沿蒂头切一厚片作顶盖，挖去瓜瓤及种子，将芒硝填入瓜内，盖上顶盖，用竹签插牢，再放入瓦盆内，盖好，置阴凉通风处，待析出白霜时刷下。在制霜的过程中，一定要注意对时间的把握，一般于农历八月后，霜降前后，制备较宜。若不是在这一时节所制的西瓜霜药效就不是特别好。

总之，不论如何进行炮制，其目的是为了更好地服务疾病治疗。所以古代医家历来非常重视中药的炮制过程。当初，红顶商人胡雪岩为了确保胡庆余堂制作局方紫雪丹的药效，不惜血本请来能工巧匠耗费黄金白银，打造金铲银锅这样昂贵的制药工具，就是要严格按照古方制作要求，避免药物与普通的铜锅产生化学反应。而后来胡雪岩一夜破产，所有的钱庄、产业尽数倒闭，唯独胡庆余堂尚存至今，而他恪守炮制方法，制作金铲银锅的佳话也被人所传颂。

中药的产地与采集

齐国的晏子到楚国，楚王想戏弄他，故意将一个在楚国犯了偷窃罪的齐人从堂下押过。

楚王就有意讽刺对晏子说："你们齐国人是不是都很喜欢偷东西？"

晏子回答："橘生淮南则为橘，生于淮北则为枳，叶徒相似，其实味不同。所以然者何？水土异也。"

橘生淮南则为橘，生于淮北则为枳。同样的种子与果实，味道却迥然不同，这主要是不同区域不同环境的气候影响造成的。

中药材主要是来源于植物、动物及矿物质，其中又以植物和动物类居多。我们都知道植物或者动物在生长过程中，对生态环境有特殊的要求。比如冬虫夏草这味药，它之所以名贵，是因为它的生长具有很强的地域性，它只产在我们国家西部高原海拔 3000 多米这样一个小范围内，非常稀少。而其他地区虽然也产这类相同物质的虫草，但是药效上却远不及原产地。这就是为什么市场上有些虫草卖得很便宜，就是因为产地不同，虽然外观相似，但疗效却差之千里，所以大家千万不要贪图小便宜。

再比如提起清热泻火用的石膏，中医大夫一般尊湖北的应城产石膏为"道地药材"。因为湖北应城这个区域，不但硫酸钙结晶水的成分含量高，更主要的是里面含杂质非常低。其他地方的石膏，含有害杂质很高，作为石膏来使用就不妥当。

中药疗效，归根结底是由其所含的有效成分多少所决定的。同一品种的药材，产地不同，则所含的有效成分就存在差异，临床疗效就会受到影响，这就是为什么中药要强调药材"道地药材"的缘故。所以从《神农本草经》开始，古代医家就强调药材的产地，《本草蒙荃》记载："地产南北相殊，药力大小悬隔。"意思指同一个品种产在不同的地方，它的药效是不同的，力量大小是悬殊的，《千金方》也说了"用药必依州土"，大家都在强调药材的原产地。

当然，药材产地是影响药物疗效的一方面，药物的采收是否适宜，也直接影响到药物的质量和疗效。

《神农本草经》说："阴干曝干、采造时月生熟，土地所出，真伪存新，并各有法。"中药的采收时节和方法对确保药物的质量有着密切的关联。因为动植物在其生长发育的不同时期，药用部分所含有效及有害成分各不相同。近代药物化学研究也证实，人参皂苷以八月份含量最高，麻黄生物碱秋季含量最高，槐花在花蕾时芦丁含量最高，青蒿中青蒿素含量以七月至八月中花蕾出现前为高峰。一定功效的药材必须在适宜的季节采集，过了这个阶段再采集功效就会降低，就像李时珍在《本草纲目》中所说的"三月茵陈四月蒿，五月六月当柴烧"。

所以，在中医界一直流传这样一首歌谣：采集方法关药质，全草叶茂初花时。叶在花初开始采，桑叶深秋霜后集。花取其蕾及盛放，果实种子熟后收。根茎秋末与春初，树皮根皮春夏宜。兽虫据其生活捉，此需因时而制宜。矿物全年均可采，药物采集要牢记。

一般来讲，全草类药材应该是在花前期，或者刚刚开花，也就是在植物生长的全盛时期，最繁茂的时候采集。采集的时候要从根以上割取地上部分，如益母草、荆芥、紫苏。对于一些像柴胡、小蓟、车前草、紫花地丁等这样连根入药的则可拔起全株。

叶类的草药，通常在花蕾将放或花正盛开的时候采集，此时叶片茂盛、性味完壮、药力雄厚，最适于采收，如枇杷叶、荷叶、大青叶、艾叶等。还有一些叶类药材需要在特定的季节采摘，如桑叶，需要在深秋经霜后采集。而其他时节采集的桑叶，功效上就会有所降低。

像野菊花、金银花、旋覆花这些花类药材，一般采收未开放的花蕾或正开放的花朵，以免香味散失、花瓣散落而影响质量。比如凉血止血药槐花，临床上入药是取它的花蕾，如果等到它花朵完全开放，疗效就很不明显。而对于蒲黄、天花粉之类以花粉入药者，则须在花朵盛开时采取。

果实、种子类药材，除青皮、枳实、覆盆子、乌梅等少数药材要在果实未成熟时采收果皮或果实外，一般都在果实成熟时采收。种子多在完全成熟后采集，如莲子、菟丝子、瓜蒌等，讲究瓜熟蒂落。还有些既用全草又用种子入药的，可在种子成熟后割取全草，将种子打下后分别晒干贮存，如车前子、紫苏子等。对于茴香、牵牛子、豆蔻、凤仙子等这些种子成熟后容易脱落的，要在刚成熟且又未完全熟透掉落的时候采集。对于容易变质的浆果如枸杞子、女贞子等，最好在略熟时于清晨或傍晚时分采收。

根茎类药物一般以秋末或春初采收为佳，如天麻、葛根等。因为古人认为春初的时候药材"津润始萌，未充枝叶，势力淳浓"、深秋的时候"枝叶干枯，津润归流于下"，这两个时间段根茎中有效成分含量较高，此时采集则产量和质量都较高，如天麻、葛根、玉竹、大黄、桔梗、苍术等。但也有少数例外，如半夏、太子参、延胡索等则要在夏天采收。

树皮类药材多在春、夏时节植物生长旺盛时采集，如黄柏、杜仲、厚朴等。因为这个时段自然界万物生发旺盛，植物体内浆液充沛时采集，则药性较强，疗效较高，且容易剥离。根皮类以秋后采收为宜，如牡丹皮、地骨皮等。

动物昆虫类药材，为保证药效也必须根据生长活动季节采集，如一般潜藏在地下的小动物全蝎、土鳖虫、地龙、蟋蟀、蝼蛄、斑蝥等虫类药材，大都在夏末秋初捕捉其虫，此时气温高，湿度大，宜于生长，是采收的最好季节；桑螵蛸为螳螂的卵鞘，露蜂房为黄蜂的蜂巢，这类药材多在秋季卵鞘、蜂巢形成后采集，并用开水煮烫以杀死虫卵，以免来年春天孵化成虫；再如蝉蜕为黑蝉羽化时蜕的皮壳，多于夏秋季采取。

另外，一些大动物类药材，虽然四季皆可捕捉，但也需要在特定的时节采集制作药效最强。比如说用来制作阿胶的驴皮，因为冬天皮比较厚，所以冬天采集质量比较好。鹿茸因为采集的是鹿角，鹿角在春天的时候没有骨质化，采用时才能作为鹿茸使用，而一旦角质化后就失去入药的功用。

矿物药材因为它埋藏在地下，可能质量一直都是恒定的，不容易变化，所以全年皆可采收，不拘时间，择优采选即可。

或许有人问，中药的采集为什么如此麻烦？其实，中药的采集过程就是人处理与自然界的关系。我们常讲，中药是来自于大自然的馈赠，既然是馈赠，人类就应该摆正自己的位置，我们是客人，大自然是主人。客人拜访主人家，只有主人家赠予什么，我们才能得到什么，没有强取豪夺的道理，这样才能物尽其用，得到真正能有利于我们健康的珍宝。

中药的四气五味

对于日常的食物，我们会有意无意地对它们的属性给出一个模糊的概括。比如，西瓜是凉的，味道甘甜，少吃解暑，多吃了就会拉肚子。提起辣椒，第一印象就是"火辣辣"，吃了辣味能辛窜地流眼泪，冬天吃一些可以让身体暖和，但吃多了又会上火，嘴上长疱。

其实，我们对西瓜、辣椒总结出凉、热、甘、辛的特性，就是中医上所说的"四气五味"。

自古以来，各种中药书籍都在每论述一药物时首先标明其性味，比如，"生姜，辛，微温""桂皮，性大热，味辛甘"，这对于认识各种药物的共性和个性，以及临床用药都有实际意义。清代医家徐洄溪说："凡药之用，或取其气，或取其味……或取其所生之时，或取其所生之地，各以其所偏胜而即资之疗疾，故能补偏救弊，调和脏腑，深求其理，可自得之。"

四气五味，是古代医家经过长期实践对中药性质和滋味的高度概括，是中药药性理论的基本内容之一。

四气是指药物具有的寒、热、温、凉4种药性。药物的四气本质上是相对于疾病的寒热属性而言的，中医学认为，任何疾病的发生、发展过程，都是致病因素作用于人体，而致机体阴阳偏盛偏衰、脏腑经络功能失调的结果。而药物的作用就是要帮助纠正这种阴阳、寒热失调状况，"寒以热之，热以寒之"。

古人在长期用药实践中发现，患有四肢厥冷、面色苍白、脘腹冷痛的寒证病人，在用附子、肉桂、干姜等药物治疗后，上述症状就可以得到缓解或消除，从而了解到它们的药性是温热的。而患有高热烦渴、面红目赤、咽喉肿痛等热性症状的患者，通过用石膏、知母、栀子等药物治疗后，上述症状得以缓解或消除，说明它们的药性是寒凉的。

所以，药物寒、热、温、凉的特性，不是从味觉、视觉上得知的，而本质上是对它们临床所能达到疗效的概括。

一般来讲，寒凉药具有清热泻火、凉血解毒、滋阴除蒸、泻热通便、清热利尿、清化热痰、清心开窍、凉肝息风等作用，而温热药则具有温里散寒、暖肝散结、补火助阳、温阳利水、温经通络、引火归原、回阳救逆等作用。

此外，有一些平性药，是指药寒、热之性不甚显著，作用和缓的药物。其中也有微寒、微温的，但仍未越出四气范围。

五味的本义是指药物和食物的真实滋味。食物和药物的滋味可以通过品尝得知，而药物"入口则知味，入腹则知性"，所以古人将药食的滋味与作用联系起来，并用辛、甘、酸、苦、咸滋味来解释药物的作用，这样就形成了最初的五味理论。

中医五味，就是辛、甘、酸、苦、咸5种不同的药味，代表着药物不同的功效和应用，《黄帝内经》将其概括为："辛散、酸收、甘缓、苦坚、咸软。"

辛味具有发散、行气行血的作用。一般来讲，解表药、行气药、活血药多具有辛味。因此，辛味药多用治表证及气血阻滞之证。如紫苏叶发散风寒、木香行气除胀、川芎活血化瘀等。比如我们常食的生姜，辛辣之味对口腔和胃黏膜有刺激作用，能够促进消化液分泌，使脂肪分解酶作用加强，促进食欲。还能兴奋心脏，扩张血管，具有行气活血的药效。

酸味具有收敛、固涩的作用，以治气血精津耗散类的病症为主。如五味子固表止汗，乌梅敛肺止咳，五倍子涩肠止泻，山茱萸涩精止遗。山西人有食醋的习俗，古时亲朋之间相互拜访入门第一件事不是喝茶而是喝醋，这是因为山西地处黄土高原，气候干燥，长途奔波之后津液亏耗，而及时喝一碗醋能够止汗生津。

甘味能补、能和、能缓，即具有补益、和中、调和药性和缓急止痛的作用。一般来讲具有补益作用中药都具有甘味的药性，如人参大补元气，熟地黄滋补精血，饴糖缓急止痛，甘草调和药性。

苦味具有清泄火热、泄降气逆、通泄大便、燥湿等作用。一方面苦味药力峻猛，能够攻坚克难，完成其他药不能完成的任务。另一方面，苦味多寒、凉之性，能够清泄火热，治疗热证。所以上火便秘的时候我们会选择具有苦味的黄芩、栀子、大黄、枳实泻热通便。气滞不舒的时候，会选杏仁、葶苈子降气平喘，半夏、陈皮降逆止呕。

咸味入肾经，能下、能软，即具有泻下通便、软坚散结的作用。一般来讲，泻下或润下通便及软化坚硬、消散结块的药物多具有咸味，如芒硝泻热通便，海藻、牡蛎消散瘿瘤，鳖甲软坚消癥等。

古代医家说："物有味必有气，有气斯有性。"每味药物的药性都是由"气"和"味"共同组成的。临床用药是既用其气，又用其味，我们了解一味药材，就必须把四气和五味结合起来，既要熟悉四气五味的一般规律，又要掌握每一药物气味的特殊治疗作用以及气味配合的规律，这样才能很好地掌握药性，指导临床用药。

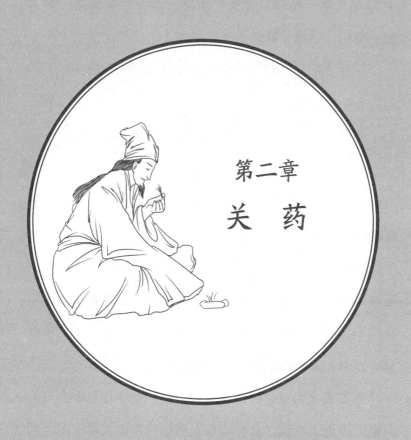

第二章

关 药

东北地区所出产的道地药材，又称为"关药"。著名关药有人参、鹿茸、灵芝、防风、细辛、五味子、刺五加、黄柏、知母、熊胆、哈蟆油等。

人 参

人参是妇孺皆知的补药，它的外形就如同一个有手有足的细长婴儿，故名人参。

俗话说"物以稀为贵"，人参生长缓慢，又长在深山密林之间，所以非常不易寻得。过去采参人常常进山 1 年也找不到几支，如运气不好空手而归也是常有的事。所以自古以来，人参都是非常名贵的药材。

不知大家留意过没，在一些影视、文学作品中，当人向皇上进贡人参时，总会特意强调是长白山人参。不为别的，就是因为长白山地区所产的人参，其品质最为地道、疗效最为上乘，被誉为人参的正宗。

据统计，我国吉林长白山地区所产的人参大约占全国人参总产量的90%以上，不仅在中国数第一，在世界上也名列前茅。

走进长白山林区，会听到许多关于人参的美妙、神奇的传说。其中有一则是这样的：话说古时在长白山地区，一对兄弟年终时进山打猎，待满载而归的时候遭遇大雪封山出不去了，只好躲进一个山洞。在洞里，他们发现一种外形很像人形的东西味道很甜，便挖了许多，当水果吃。

不久，他们发觉这种东西吃了浑身长劲儿，转眼间冬去春来，冰雪消融，兄弟俩扛着许多猎物，高高兴兴地回家了。村里的人见他们还活着，而且长得又白又胖，感到很奇怪，就问他们在山里吃了些什么。他们简单地介绍了自己的经历，并把带回来的几枝植物根块给大家看。村民们一看，这东西很像人，觉得是山中灵气所化，便称之为"人参"。

人参自古就被誉为"百草之王"，是大补元气、扶正固本的极品，服用有延年益寿的作用。

人参根入药已有2000多年的历史，始载于《神农本草经》中，被列为上品，为补药之最，在中药史上享有极高地位，李时珍在《本草纲目》中称其为"神草"。

在中国历代皇帝中，乾隆皇帝是为数不多的高寿皇帝，活了89岁，究其原因就是因为乾隆皇帝极爱人参，坚持每日少量服食，并将人参称为"仙丹"，还专门著有人参诗，云：性温阴处喜偏寒，一穗垂如天竺丹，地灵物产资阴骘，功著医经着大端。

地处长白山腹地的吉林敦化，古称"敖东城"，1000多年前，人们开辟了一条"贡道"，从这里出发，通向遥远的大唐帝国。古老的贡道沿着松花江、鸭绿江逶迤前行，百转千回最后到达长安。路上不是为了押送什么金银财宝，只是将每年采收的长白山人参送给当朝天子享用。

在东北吉林人参产期，当地人每到冬季就有人参炖鸡的佳肴，吃了可以令身体倍儿棒，一冬都不生病。临床实践证明，人参适量久服，可以使人增加对各种致病因子的抵抗力，还可以起到保健、养颜的功效。

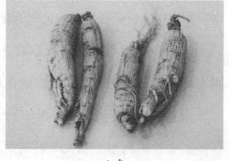

人参

鹿 茸

自古以来，鹿便是长寿的象征，汉代时就有"鹿身百宝"的说法，具有极高的药用价值和保健功效，能够预防和治疗多种疾病。

古人认为，仙鹤和梅花鹿都属于灵兽，是神仙的宠物。话说，有一次梅花鹿想要长生不老便带着礼物找玉帝寻求良方。玉帝就说了："我虽然不能让你长生不老，但我可以延长你的生命，这已经是对你最大的照顾了，你可千万不要告诉别人。"

于是玉帝就将一对龙角给了梅花鹿。梅花鹿从此头上多了一对龙角，具备了可以延长生命的能力。

梅花鹿有了龙角延长了寿命，人吃了龙角同样可以延长生命。因为龙角的"龙"在过去犯天子忌讳，所以就改成鹿茸角了。

这便是鹿茸的传说,虽然这鹿茸并不是真的龙角,但也算得上是如同龙角一样珍贵的药材了。

鹿茸是雄鹿新生的幼角,在七八月份左右,雄鹿长出幼角而且没有角化时,用刀或者角锯把幼角割下,然后再进行除毛、除血、干燥等加工处理,就成了大家平时所看到的鹿茸了。

东北土地肥沃,动植物资源丰富,素有"棒打狍子瓢舀鱼"之说。而鹿茸作为"东北三宝"之一(人参、鹿茸、貂皮),其名气与人参类同,是东三省的道地药材之一。

据统计,全世界的鹿约有40多种,分布在我国的有19种。而东北梅花鹿采收的质量最优,深受国内外消费者的青睐,影响范围非常广泛。

鹿茸每年只长1次,所以鹿茸具有很高的保健作用和药用功效,属于高级营养保健品,现代研究表明,鹿茸含磷脂、糖脂、胶质、脂肪酸、氨基酸等多种元素,服用能增加机体对外界的防御能力,调节体内的免疫平衡,从而避免疾病发生和促进创伤愈合、病体康复,从而起到强壮身体、抵抗衰老的作用。

　　当然因为鹿茸价格实在是太贵了，生活中我们可以用鹿角胶和鹿角霜替代。鹿角胶为鹿科动物梅花鹿或马鹿的角经煎熬而成的胶块。鹿角胶有补血、益精的功效，《神农本草经》甚至把它列为上品。以鹿角胶代替鹿茸，虽然药力上逊于真正的鹿茸，但是却可以花小钱办大事，何乐而不为呢？

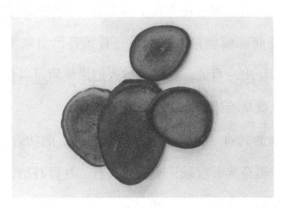

鹿茸

哈蟆油

传说在深山里，有一种特别的蛤蟆，它和同类相比，不仅外表更丑，而且还多长了几条腿。人们抓到它后，将其放在镜前或玻璃箱内，蛤蟆一看到自己丑陋不堪的外表，不禁吓出一身油。这种油被人们采集后可以作为药材使用，也就是哈蟆油。

哈蟆油具有"补肾益精，养阴润肺"的功效。《中华人民共和国药典》收载：哈蟆油具有"补肾益精，养阴润肺"之功效。常用于"阴虚体弱，神疲乏力、心悸失眠、盗汗不止、劳嗽咳血"等症状的治疗。

当然，哈蟆油并不是如传说中，是自己照镜子吓出来的，而是中国林蛙雌蛙输卵管的干燥物。

在各地所产的林蛙中，以东北地区的林蛙体格大、产油率高、体质健壮、繁殖率高而成为林蛙中的极品。

东北林蛙（哈士蟆）是中国东北地区独有的一种原始动物，主要产于我国东北的长白山脉及小兴安岭、大兴安岭地区。

春天，林蛙从河里出来，到池塘里进行交配繁殖。之后，它们到树林里捕食昆虫。直到深秋逢雨天，它们再返回河里冬眠。等到冬眠的时候，林蛙的活动减少，人们便开始纷纷进山捕捉林蛙，待捕到雌蛙后，取出它的输卵管晒干便是哈蟆油，现在也称为雪蛤油或雪蛤膏。

哈蟆油为林蛙之精华，药用价值极高，是集食、药、补为一体的纯天然绿色佳品。其营养成分不亚于人参、燕窝、冬虫夏草等，清朝时期，哈蟆油就已是被誉为"八珍之首"的上等宫廷贡品。

现代研究证明，哈蟆油富含多种维生素和氨基酸。女性食用可以美容养颜，滋阴养肝，调节内分泌，延缓衰老。男性食用，可抗疲劳，滋阴壮阳，补肾益精。

随着人们生活水平的提高和市场经济的发展，哈蟆油成了人们进补强身的美味佳肴，进入了寻常人家的餐桌。

不过需要注意的是，平日买来的哈蟆油须经胀发后才能使用，在烹调中多作主料使用，适宜于氽、蒸、炖等烹调方法，常用的做法如清汤哈士蟆、木瓜炖雪蛤、冰糖大枣炖雪蛤等，不但增加了饭菜的营养，还提高了哈蟆油的口感。

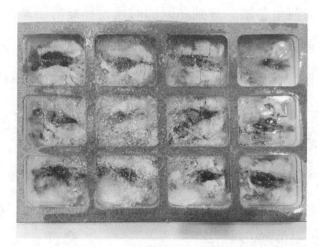

哈蟆油

熊 胆

"我的家在东北松花江上，那里有森林煤矿，还有那满山遍野的大豆高粱……"

东北地区地广人稀，资源丰富，在茂密的森林里，生存着像东北虎、东北熊这样的猛兽。

东北是棕熊和黑熊的活跃地带，孟子说"鱼与熊掌不可兼得"，在古代熊是美味的食物，而熊被杀死后取出的熊胆则是名贵的中药，所以东北是熊胆的主要产区，也是道地所在。

中药主要分为动物药、矿物药和植物药，名贵动植物制成的药品大概100多种，其中熊胆曾与犀角、麝香、羚羊角这四味药材并称"中国四大名贵药材"。

熊胆素有"药中黄金"的美誉，具有疏肝、解毒、凉血、利胆的独特功效。所以古代医家常用米治疗肝胆疾病。

熊胆入药已经有 1300 多年的历史了，公元 659 年，唐代《新修本草》首次提及熊胆，主治身目发黄的黄疸。因为当时猎熊取胆并非易事，故被视为珍稀药物。

在生产力飞速发展的今天，熊胆依旧是非常珍稀的药材，因为随着人类的扩张、工业化的发展，野熊的生存空间急剧萎缩，熊作为受国家保护的野生动物已经越来越稀少了。

现代，我们已经不提倡食用熊胆。首先，从传统医学角度看，熊胆起到作用并不是无可取代的。事实上，在《黄帝内经》等中医经典中就有用其他草药取代熊胆的药方。有关报道显示，目前至少有 54 种草药具有与熊胆相似的功效，包括常春藤、蒲公英、菊花等。多数情况下，植物药材与熊胆同样有效。

其次熊胆的主要成分是熊去氧胆酸，它可以通过人工合成得到，人工合成的熊去氧胆酸杂质更少，可替代熊胆用药。我国的人工熊胆配制处方和工艺早在 2006 年就获得国家发明专利，人工熊胆的临床试验在治疗急性扁桃体炎和肝火亢盛型高血压方面也取得了等量替代熊胆的效果。

纵观历史名医医案，熊胆很少出现在一些危及性命的重大疾病治疗的方子中，熊胆的功能还只是停留在保健作用上，并不属于人类对健康的必须需求。如果我们少喝酒、不抽烟，自觉保护好肝，就没有必要开采熊胆的保肝、护肝功能，就可以换来与自然的和谐相处，这不是件利国利民的事情吗？

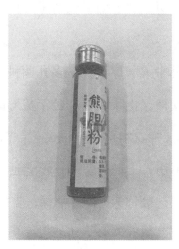

熊胆粉

灵 芝

在家喻户晓的《白蛇传》神话故事中，白娘子为救许仙，不顾身怀六甲，只身前往峨眉山盗取仙草，峨眉山的仙人怜其救夫心切，赠予仙草救活了许仙。白娘子所盗仙草，即为灵芝。

灵芝又称林中灵、琼珍，是多孔菌科真菌灵芝的子实体。具有补气安神、止咳平喘、延年益寿的功效，是一味名贵的中药材。《神农本草经》说灵芝："养命以应天，无毒，多服久服不伤人，轻身益气，不老延年。"

在民间，灵芝被称为"长寿福禄，吉祥如意"之神草，传说有起死回生、长生不老之功效。

而且在几千年的文明发展中，古人对灵芝赋予了吉祥、如意、富贵、长寿等美好的寓意。

自汉代以来，古代儒学家把灵芝称为"瑞草"或"瑞芝"。他们把灵芝菌盖表面的许多环形轮纹，称为"瑞征"或"庆云"，视为"祥瑞""吉祥如意"的象征，形成了中华文化中特有的灵芝崇拜。

在我国如蟠龙、凤凰等种类繁多的吉祥物中惟有灵芝如意、灵芝祥云应用最为广泛，最为广大群众所欢迎，同时历史最悠久，内涵最深博。像北京天安门前的华表，富有中国传统建筑特色，洁白的大理石柱上雕有蟠龙和祥云，顶端有神态威严的蹲兽，云板上则由灵芝样祥云构成，在建筑群中起到装饰作用，又是祥瑞的标志。

而之所以形成这样的灵芝文化，还是古人对灵芝服用可以长寿的认识。对灵芝延年益寿功效的描述如乐府诗《长歌行》中记载"仙人骑白鹿，发短耳何长。导我上太华，揽芝获赤幢。来到主人门，奉药一玉箱。主人服此药，身体日康强。发白复又黑，延年寿命长。"现代研究证实，灵芝对于增强人体免疫力，调节血糖，控制血压，辅助肿瘤放化疗，保肝护肝，促进睡眠等方面均具有显著疗效。

灵芝须在海拔千米以上的阴湿环境气候下才能生长，而能达到这个条件的区域十分有限，像北方主要集中在长白山、大兴安岭一带，南方主要集中在浙江龙泉、江西庐山等地。其中，生长在黑龙江、吉林、辽宁3个省的灵芝被称之为东北灵芝，因其生长缓慢，所以食用、药用价值都极高。

随着种植技术的发展，人类已经可以自行培育人工灵芝，虽然效力肯定比不上野生灵芝，但因为自然环境的破坏，人类过度的采摘，野生灵芝几近灭绝，我们不得不退而求其次。服用普通灵芝也可以起到强身健体的作用，不过灵芝味道很苦，大家可以取其汁并加入蜂蜜饮用。

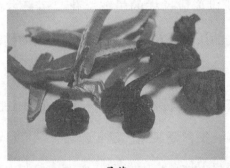

灵芝

五味子

很久以前，在长白山脚下的一个村庄里有一个青年叫苦娃，他自幼父母双亡，靠给一个姓刁的员外放牛、做杂活度日。刁员外根本不把苦娃当人看，给他吃的是变质的食物、穿的是破烂不堪的衣服，就这样苦娃还常常挨饿受冻，稍有疏忽便是一顿毒打。

几年下来，苦娃得了一身的病，骨瘦如柴。刁员外却对苦娃的病置若罔闻，不但不给苦娃治病，还每天逼他干活儿。苦娃的身体状况越来越差，他到夜深人静时想起过世的亲人，不禁痛哭流涕，只默默求观世音菩萨保佑自己。

一天，刁员外看苦娃的病越来越重，连走路都没有力气，就派人将苦娃扔在树林边的草地上。筋疲力尽、气息奄奄的苦娃昏昏沉沉地睡了过去。这时，一只喜鹊从远处飞来，把衔着的几粒种子撒在苦娃身边的草地上。苦娃一觉醒来，见周围长出一株株小树，小树藤蔓相连、郁郁葱葱，一串串红里透黑散发着清香的果子挂满枝条。

苦娃饿得难以忍受，见到果子喜出望外，便随手摘了一串塞进嘴里，只觉得甘、酸、辛、苦、咸五味俱全，非常爽口。他又吃了几口，只感到精神焕发、气顺心畅，一身的疾病也顿觉全无。苦娃的病竟然被这些野果子治好了。因为这种果子有 5 种味道，苦娃就给它取名"五味子"。

五味子是传统的补益类中药，早在秦汉时期，人们就已经发现它宝贵的中药价值了。《神农本草经》将它列为上品中药，能滋补强壮之力，药用价值极高，有强身健体之效。

五味子顾名思义，就是有 5 种味道，它的名称由来和宋朝名医苏颂有关，苏颂曾经这样形容过五味子："五味皮肉甘酸，核中辛苦，都有咸味，此则五味见也。"所以五味子由此得名。

中医认为，五味养五脏，功效各不相同，其中酸入肝，苦入心，甘入脾，辛入肺，咸入肾。大部分药物都具有一味或者两味，而五味子五味俱全可以说非常难得。而且我国中医药历史上，很多名医都认识到了五味子可以养五脏之气，比如唐代名医孙思邈认为"五月常服五味子以补五脏气"。李时珍在《本草纲目》中说："酸咸入肝而补肾，辛甘入中宫益脾胃。苦入心而补肺。"由此可知，五味子的药效之高了。

五味子有南北之分。南产者色红，北产者色黑，入滋补药必用北五味子。五味子喜微酸性腐殖土，生长期需要足够的水分和营养，分布于黑龙江、吉林、辽宁、内蒙古、河北等地。而就北五味来说，其中辽宁省所产的疗效最佳，在中药界有"辽五味"之称，品质优良，在国内外市场上，久负盛名。

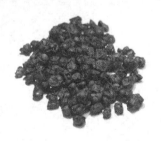

五味子

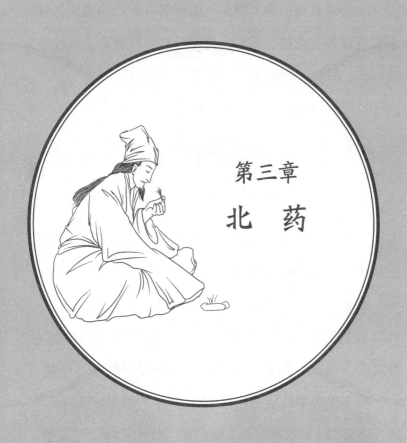

第三章

北 药

北药通常指山东、河北、山西等省所产的道地药材。主要有银杏、山楂、瓜蒌、白花丹参、代赭石、玫瑰花、北沙参、阿胶、全蝎等。

酸枣仁

很多人喜欢吃大枣，味甘肉多，十分美味，而且常吃还有补中益气、养血安神的功效。

但有一种枣就不那么受人欢迎了，它便是"酸枣"。正如它的名字一样，酸枣果实小而酸，实在是难登大雅之堂。不过，如果入药的话，它的作用便不可小觑。

酸枣作为中药应用已有2000多年的历史。我国最早的一部药书《神农本草经》中记载："补中益肝，坚筋骨，助阴气，皆酸枣仁之功也。"

中医讲五味应五脏，而酸味入肝，有收敛的功效。所以酸枣仁可以起到养肝、宁心、安神、敛汗的作用。医学上常用它来治疗神经衰弱、心烦失眠等病。同时，又能达到一定的滋补强壮效果。常见的中药"镇静安眠丸"，就是以酸枣仁为主要成分制成的。

酸枣仁主要产于华北诸省，其中又以河北所产的最为道地。河北酸枣种植业有着悠久的历史，早在明清时期，古冀州所出产的酸枣仁就因籽实饱满，色泽红润的品质而居全国之首，受历代医家所推崇。

临床应用上，酸枣仁有生用和熟用之分。《本草拾遗》上记载："睡多生使，不得睡炒熟。"

也就是说酸枣仁生用治疗多眠，熟用治疗失眠。关于这个作用，中医界还有一段有趣的故事。

唐末时期，有一个中医大夫李好，医术高明，尤其擅长治疗失眠或者嗜睡之症。同村还有一位医生叫崔牛皮，医术没有李好精湛。话说这崔牛皮每天看着李好的病人络绎不绝，心里直痒痒。

崔牛皮想知道李好是否有什么祖传秘方，于是让手下的一个伙计装病去一探究竟。那伙计来到李好的医馆，见前来就诊的病人很多，便上前去套近乎，询问他们的病情和所用的药物。原来，大家所用的药物都一样，都是酸枣仁，这伙计异常兴奋，回去告诉了崔牛皮。

崔牛皮得知后甚喜，于是宣称自己也有秘方可以治疗失眠与嗜睡，而且还推出了优惠政策，减免药费。老百姓因利趋之，纷纷转向崔牛皮看病。

但是过了几天，崔牛皮医馆外聚集了很多人嚷着要砸他的招牌，原来很多人发现自己原本还能勉强睡着，但吃了他的药就彻底睡不着了。

崔牛皮没有办法，只好状告李好，说他嫉妒自己生意好，故意请人来捣乱。公堂上，李好直呼冤枉，但又找不出证据来证明自己的清白，于是县令建议双方把酸枣仁治疗失眠与嗜睡的原理写出来。不一会儿，两人就写完了，

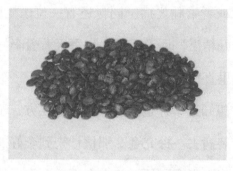

酸枣仁

大人看后，判李好无罪，崔牛皮停业。

原来，崔牛皮写的是"酸枣仁治疗失眠，也治嗜睡"，而李好写的却是"酸枣仁，熟则收敛津液，故疗虚烦不眠，烦渴虚汗之证；生则导虚热，故疗胆热好眠，神昏倦怠之证。"

阿 胶

阿胶，是我国传统的滋补佳品和补血上品。李时珍称其说："和血滋阴，除风润燥，化痰清肺，利小便，调大肠，圣药也！"

人们常说"天下阿胶出东阿"，或是"东阿之外无阿胶"。我们去药店买阿胶，也只认"东阿阿胶"这个品牌，为什么？就是因为阿胶只有产自于东阿的才最为正宗，才最地道。

阿胶始于秦汉，发源于山东的东阿城。陶弘景《名医别录》记载："阿胶，出东阿，故名阿胶。"阿胶的制作是以驴皮为主要原料，取阿井之水而制成，经过特殊工艺加工最终熬制成琥珀一样的透明无臭味的驴皮胶。

但并不是所有的驴皮胶都可以称之为东阿阿胶，自阿胶制成3000多年的历史过程中，仿制者甚多，不过经过长期实践证明，即便是在采取相同工艺的情况下，别处所产的阿胶都不如东阿所产的阿胶功效好。

其中的奥秘就在于东阿地区的水源。李时珍曾感叹"真阿胶极难得",因为正宗的阿胶是"以纯驴皮得阿井水煎成乃佳尔"。东阿地区的水源奇特,水质纯净,含有适量的矿物质,非常适合阿胶的炼制。

对于阿井水,北魏郦道元在《水经注》中称:东阿"有大井,其巨若轮,深六七丈,岁常煮胶以贡天府,本草所谓阿胶也,故世俗有阿井之名"。而宋代沈括在《梦溪笔谈》中曾说:"阿井水,性趋下,清而重,取其煮胶,谓之阿胶。"李时珍沿用了郦道元和沈括的说法,并指出了东阿地下水之于调理滋补的特殊功效"为故人服之,下膈疏痰止吐"。

也许正是意识到东阿地下水的神奇以及对于炼制东阿阿胶的关键作用,从唐太宗时期开始,阿胶井水就屡被"官封",并严令禁止老百姓擅取饮用,只能用来炼制作为贡品的东阿阿胶,成为封建统治阶级的享用特权。

自古以来,阿胶一直是人们滋补强身的首选之品,并与历史上许多达官贵人结下了不解之缘。曹植初到东阿,骨瘦如柴,受人指导服食阿胶,受益匪浅特有感而作《飞龙篇》赞美阿胶："授我仙药，神皇所造。教我服食，还精补脑。寿同金石，永世难老。"

现如今我们普通老百姓也能享用这样的奢侈品，但大家了解它具有何种作用吗？

女人以血为本，女性的一生在生理上都在不停地经历重重"磨难"——月经、怀孕、生育、哺乳，多种原因都会造成耗血与失血。如气血亏耗或补血不足，便会引起血虚，而血虚也是众多内科、妇科疾病的"始作俑者"，故补血对于女性而言显得尤为重要，是女人一生的"功课"。

清代叶天士在《临证指南医案》中说阿胶是"血肉有情之品，滋补最甚"。所以，阿胶非常适合女性食用。女性多吃阿胶可以气血充足，活力四射，别人自然会觉得你容光焕发，美丽异常，气血好了就比用什么化妆品都强。

此外，阿胶对于血虚的人来说，也是很好的滋养品。血是人体中主要的营养物质，一方面血濡养全身肌肤毛发，所以血虚的人脸上多是萎黄、淡白，没有生机。另一方面血养神，血虚的人，在神志方面会出现心神不宁、多梦、记忆力不好、健忘、心悸的症状。这个时候我们就可以通过服用阿胶来补血。

阿胶服用的方法非常简单，先将阿胶放到碗里面，然后加点水，放在锅里蒸，一般蒸 30 分钟阿胶就会化掉，随后把碗里的阿胶喝掉就可以了。

这里再给大家推荐一款能够补血益肾、益智乌发、养颜益寿、润肠通便的阿胶食用方法：取阿胶 250g，敲碎后用黄酒（可用纯净水代替）浸泡 1 ～ 2 天，再加入冰糖 250g，水 200g，上锅蒸 1 ～ 2 小时，然后加入炒熟的黑芝麻和核桃仁各一勺并搅拌均匀，再上锅蒸 30 分钟。最后放凉成冻后置于冰箱内保存。每天早、晚各服用 1 匙，也可以兑水冲服，连吃带喝，口味又香又甜。

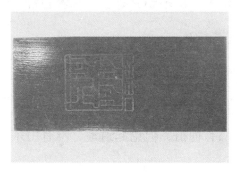

阿胶

银　杏

　　银杏树是世界上十分珍贵的树种之一，被当作植物界中的"活化石"。

　　可能是"好事多磨"的缘故，银杏树生长十分缓慢，寿命极长，自然条件下从栽种到结银杏果要20多年，40年后才能大量结果，因此又有人把它称作"公孙树"，意思就是当下种下银杏树，到了孙子这一辈，才能吃上果实，因此，银杏是树中的老寿星，具有观赏、经济、药用等多种价值。

　　银杏树在山东、浙江、安徽、福建、江西、河北、河南、湖北、江苏、湖南、四川、贵州、广西、广东、云南等全国各地都有种植，但论起道地，唯有山东郯城的银杏最为正宗。

　　郯城是我国闻名的银杏之乡，这里的土地大部分都属沂沭河冲积平原，土壤肥沃，非常适合银杏的生长，所产银杏果具有粒大、籽匀、糯性强、甜味浓、营养和药用价值高等特点，在国内外市场上享有盛名。自古以来郯城地区的很多农户都是祖祖辈辈种植银杏树。古人就曾写诗道："出门无所见，满目白果园。"白果由此也成为银杏的俗称。

银杏树全身都是宝，其种子和叶子都是十分珍贵的中药。银杏果具清痰止咳、温肺益气、定喘的功效，银杏叶则被用来治疗胸闷、心痛，改善心脑血管之循环，降低胆固醇，改善高血压等症状。银杏树的树根则可以用于滋补强壮，改善虚弱体质。

明代李时珍曾将银杏果的功效总结为"入肺经、益脾气、定喘咳、缩小便"。清代张璐的《本经逢原》中载白果有降痰、清毒、杀虫之功能，可治疗"疮疥疽瘤、乳痈溃烂、牙齿虫龋、小儿腹泻、赤白带下、慢性淋浊、遗精遗尿等症"。

现代药理研究证实，银杏果还含有维生素（C，B_2）、胡萝卜素、钙、磷、铁、钾、镁等多种成分，具有通畅血管、改善大脑功能、延缓老年人大脑衰老、增强记忆能力、治疗老年痴呆症和脑供血不足等功效，医用效果和食疗作用俱佳。自宋代开始，就被列为皇家贡品，常被用作配菜的材料，或者直接当成干果食用。

在传统菜系中，有一个被大家所熟知的菜肴叫"白果烧鸡"，其主要原料就是选用的银杏树的果实。

相传，这"白果烧鸡"为青城山天师洞的一位道士创制。这位道士本身患有疾病，久病不愈，日益消瘦。因为青城山有一个历史久远的银杏树，所结白果大而结实。他便多次取用该树所结的白果，同嫩母鸡烧汤，文火炖浓后食用，结果竟然病情好转，不久便恢复了健康，精神焕发。从此以后，白果的食疗价值便被人所熟知，并逐渐成为一款独具养生价值的特色名菜。

此外，银杏叶也具有较高的药用价值，以银杏叶泡茶服用可以补虚平喘，降血脂、血压，对心脑血管疾病患者群体，是不可多得的养生佳品。

不过需要注意的是，捡来的银杏叶并不能直接用来泡茶，因为生银杏叶含有白果酸、氢氰酸等有毒成分。

如果直接用银杏叶泡茶喝，喝的基本都是有毒成分，所以想要泡银杏叶茶，必须去正规的药店，买经过特殊炮制的银杏叶。

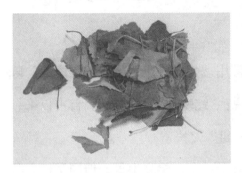

银杏叶

全 蝎

人们常用"蛇蝎心肠"形容狠毒之人，陈陶的《小笛弄》诗就说："蛇蝎秋闻骨髓寒"。自古以来，人们还将蝎子列为"五毒"之一。

蝎子有毒，令人望之生畏，但同学们有所不知，蝎子其实是非常名贵的动物药材，全蝎入药价值很高。据《本草纲目》和《中国药典》载，全蝎具有"息风镇痉、消炎攻毒、通络止痛"功能，主治"小儿惊风、抽搐痉挛、皮肤病、心脑血管病、炎症、乙型肝炎、肿瘤"等病。

像人参再造丸、大活络丹、七珍丹、保安万灵丹、牵正散等市场上很受欢迎的中成药，其主要原料都含有全蝎这味药。现在全蝎入药的中西药约150余种，广泛使用于心脑血管疾病。国外一些医药机构还将其药效列入攻克癌症的课题研究。

全蝎分布甚广，遍及我国十余省份，但是产于山东沂蒙山区的全蝎因产量高、质量好，经中国科学院检验"毒力为全国之首"而驰名。

沂蒙地区以沂山、蒙山为地质坐标的地理区域，这里钟灵毓秀，动物资源丰富，而且地质属太古界泰山群，地质较为疏松。蝎子喜欢栖于石底及石缝的潮湿阴暗处，所以此处非常适宜全蝎生长。因主要产于沂蒙山区腹地的沂水县、沂源县，蒙阴县、平邑县等县，故名沂蒙全蝎。

这里所产的全蝎，个大体肥，营养丰富，长有2钳、8爪，所以又名"十足全蝎"。而其他区域所产的蝎子多为2钳，6爪，所以药效不及十足全蝎。所以，当我们了解了全蝎的道地所在后，就能很容易分辨出上品和劣品。如果去药店买全蝎，发现蝎子只有6只爪子，则说明老板提供的不是道地全蝎。

全蝎除了药用价值，还具有较高的营养价值，蝎子作为一大名菜早已进了宾馆、饭店甚至于寻常百姓的餐桌，不论油炸还是蒸煮，都味道鲜美，十分可口，蝎子制品作为良好的滋补和保健食品正兴起于大江南北。

　　研究表明，蝎子含有人体所必需的氨基酸17种、微量元素14种，是一种滋补佳品，具有调节人体功能，促进新陈代谢，增强细胞活力的重要疗效，对于心血管炎、胃炎及肝癌等多种疑难病症也有独特的预防和治疗作用。

　　现代越来越多的人愿意尝试食用蝎子，就像日本人，明知道河豚有毒却对食用河豚情有独钟。但是，这并不代表我们可以肆无忌惮地享受美食，蝎子多为野生，往往带有病毒、细菌和寄生虫等，一般的烹饪加工方法难以彻底杀灭病毒和细菌。所以我们必须谨慎对待，就算食用也要去餐饮水平达标的饭店享用，而不要自己烹饪或是去路边摊。

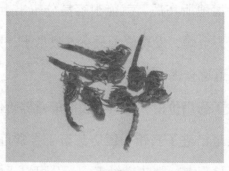

全蝎

山 楂

"都说冰糖葫芦儿酸，酸里面它裹着甜。都说冰糖葫芦儿甜，可甜里面它透着那酸……"

冰糖葫芦，是老少皆宜的传统小吃，红彤彤的山楂果按大小排列串在竹签子上，外面裹着晶莹透明的糖稀，像一颗结满硕果的小树，煞是诱人。

冰糖葫芦历史悠久，不仅好吃而且具有药用效果。《燕京岁时记》记载："冰糖葫芦，乃用竹签，贯以山里红、海棠果、葡萄、麻山药、核桃仁、豆沙等，蘸以冰糖，甜脆而凉。茶楼、戏院、大街小巷到处可见，现已成为中国传统小吃。冰糖葫芦具有开胃、养颜、增智、消除疲劳、清热等作用。"

相传南宋绍熙年间，宋光宗最宠爱的贵妃生了怪病，不思饮食，面黄肌瘦。看着美人渐衰，皇上十分心疼着急。

急忙召集御医医治，下令不管用什么名贵的药材，都一定要还贵妃容颜永驻。可是，御医尝试了雪山上的雪莲，深山中的人参，都无法医治。眼见贵妃一日日病重起来，皇帝无奈，只好张榜招医。

不久，一位江湖郎中揭榜进宫，他在为贵妃诊脉后开出一个药方。皇上一看大吃一惊，原来药方中竟只有一味药，就是将山楂与红糖煎熬，每餐前吃 5～10 枚。贵妃按此方服用后，果然如期病愈了。于是皇上龙颜大悦，命如法炮制。后来，这酸脆香甜的山楂传到民间，老百姓又把它串起来卖，就成了冰糖葫芦。

山楂核质硬，果肉薄，味微酸涩，可直接生吃或做果脯果糕，干制后也可入药，具有降血脂、血压、强心、抗心律失常等作用，同时山楂也是健脾开胃、消食化滞、活血化痰的良药。特别是有时候吃多了撑着肚子，就可以食用山楂消除食积，如果饭前吃则可以提高食欲。

山楂又名山里果、山里红，主要分布在长江以北种植，而若论哪里所产的山楂质量最优、入药效果最好，当数山东青州所产的敞口山楂。

青州市地处山东半岛中部，为古"九州"之一。因地处东海和泰山之间，位于中国东方，"东方属木，木色为青"，故名"青州"。敞口山楂是青州市山区的主要果树之一，其果实之大，品质之优，产量之高，在全国名列前茅。楂果肉粉白或粉红，肉质紧密，味酸稍甜，品质极上，是大山楂中品质最好的品种。因为萼片开张而形成"敞口"，所以被称为"敞口山楂"。

近几年山楂及加工品已被称为治疗心脏病、高血压等疾病的"疗效食品"，以青州山楂为原料的系列食品畅销全国，而且已打入国际市场，深受消费者欢迎。

山楂吃法多样，山楂糕、山楂片、山楂酱、山楂糖等，吃起来都味道酸甜。不过山楂不可过量服用，也不可

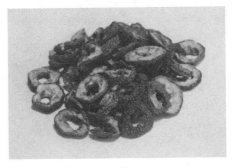

山楂

空腹食用，因为山楂中含有大量的有机酸、果酸、山楂酸、枸橼酸等，会使胃酸猛增，对胃黏膜造成不良刺激，使胃胀满、泛酸，若在空腹时食用会增强饥饿感并加重原有的胃痛。

瓜 蒌

小时候在农村的庭院内，每家每户都搭有绿油油的藤架，每到夏天来临，藤架上就会结出像吊上去的小西瓜一样的果实。到了秋天，这些倒吊着的"小西瓜"就会变成橙黄色，甚是好看。

这些果实就是瓜蒌，农村人又叫它"吊瓜"，在很多地方又叫"老鸦瓜"。

别看瓜蒌的名字土里土气地，它可是全身都是宝，在很多地方，瓜蒌果实都被直接拿来食用，做成瓜蒌饼等小吃，味道香甜可口。瓜蒌入药则具有利尿利气、祛痰镇咳的作用；将果实从果蒂处剖开，取出种子洗净晒干后还可以得到了瓜蒌仁，瓜蒌仁具有止咳、化痰、润肺的作用；而它的根又可以制成中药天花粉，具有清热泻火，生津止渴，排脓消肿的功效。

瓜蒌经济实惠，种植起来又方便，所以很受老百姓欢迎，农村很多地区都流行在庭院内种植瓜蒌。不过，若论其药用瓜蒌哪里最为地道，当属于山东省济南长清区马山镇。

马山素有"瓜蒌之乡"的美誉，因其土层深厚、肥沃、排水良好，四季分明的气候条件，因此，能够保证瓜蒌的产量和质量。据县志记载清代以前这里就开始种植瓜蒌，距今已经有300多年的悠久历史。马山瓜蒌以个大、皮厚、籽多、含糖量高、药用价值大的特点誉满国内外。

关于马山地区种植瓜蒌，在民间还有一则传说。相传清朝同治年间，长清城南有座马山，马山庄里有户姓张的娘儿俩，日子过得很穷，时常吃了上顿没下顿，娘俩每天都在为第二天的生计而发愁。

一日，儿子做了个蹊跷的梦，梦中一位白胡子老头跟他说："咱们是邻舍，俺就住在你家对面，没事儿找我玩去吧！"

儿子醒了，越琢磨觉得这梦奇怪。因为他家对面明明是块荒地，哪里有什么邻居？不过这梦里，既然白胡子老头这样说了，儿子就决心去探探究竟。于是赶忙下了床，跑到了家对面，只见那地里除了些荒草，别的什么也没有。

儿子正在那里愣神儿，忽见乱草里有一缕缕从没见过的绿秧子长了出来。这秧子嫩绿嫩绿的令人喜爱，年轻人小心翼翼地拔净了周遭的野草，隔三岔五的还去看看，只怕叫牛羊给啃了。

就这样儿子一直悉心照料到夏天，那瓜秧越长越旺，最后开了一丛白花，把蜜蜂也都给引来了。慢慢地花败了，就结出一个小绿瓜儿来。年轻人不敢碰不敢摸，像宝贝似的照料着，秋风凉了，那些圆瓜变得黄澄澄的，跟金瓜一样。

这天夜里，他又做了一个梦，又梦见了那个白胡子老头，老头笑眯眯地对他说："年轻人，你是个勤劳的好心人，对待俺太好了，赶明天你把那些瓜摘下来，拿到济南府同济堂把它卖了吧！"

年轻人醒了，照着白胡子老头说的办了，果然卖了不少钱。原来这瓜叫瓜蒌，根儿和仁都是治病的药材。没想到这不起眼的东西竟然是治病的药材，儿子回家和娘一商量就把瓜蒌移到自己家院子里，就这样越种越多，越种越好，果实成熟后就跑到济南同济堂药店卖些银两，渐渐地日子越过越富。后来，娘俩又把瓜蒌种植和照料的方法教给了身边的父老乡亲，于是马山地区的老百姓就都学会了种瓜蒌，马山一带也就成了瓜蒌丰产之地。

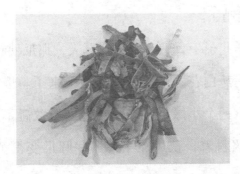

瓜蒌

白花丹参

丹参是传统名贵中药，能治愈多种疾病，特别是针对现代社会十分广泛的心脑血管疾病，有很高的治疗效果。古代医家认为其有益气、养血、养神定志、破瘀血、生新血、通利关脉、排脓止痛、生肌长肉等功效。

在中医界还有一句名言，叫作"一味丹参，气死名医"，足见其历代医家对丹参功效的推崇至极。

丹参品种繁多，而白花丹参可谓是丹参中的"贵族"。之所以称白花丹参为贵族，不只是因为它的价格十分昂贵，还因为白花丹参的效用要更甚于普通丹参，属于稀有罕见的名贵中药材。

一般珍稀的东西，都特别难养。所以，白花丹参的生长区域十分有限，其主要生长在山东省莱芜地区，属于莱芜道地药材。

　　山东省莱芜市地处泰山东麓，鲁中腹地，自古就盛产多种中药材，是国内部分中药材重要生产基地。莱芜北部山区绵延几百公里，以丘陵地带为主，溪水涓流，气候适宜，光照充分，降水量充足，砂质土壤，水质无污染，地理环境和自然条件优越，是白花丹参理想的生长之地。

　　现代药学研究证明，白花丹参可以加强心肌收缩力、改善心脏功能；可以有效预防脑血栓、脑梗死；还可以有效预防肝炎，解酒，醒酒，护肝，抗菌抗肿瘤，可谓是"万能神药"。

　　在山东莱芜一带，当地居民有一个世代相传的养生秘方，就是以白花丹参泡酒服用。具体制法是将白花丹参晒干切碎或制成粗末，按照 500mL 白酒泡 50g 白花丹参的比例泡制，用 55 度白酒浸泡 15 日，每次服 20 ~ 30mL，日服 3 次。对于预防和治疗血瘀类心脑血管疾病是绝佳养生酒。

玫瑰花

玫瑰花象征爱情和真挚纯洁的爱，人们多把它作为爱情的信物，是情人间首选花卉。

俗话说："赠人玫瑰，手有余香。"玫瑰花素有国香之称，宋代诗人杨万里曾用"别有国香收不得"之句来称颂玫瑰的香气。

芳香之气长于理气，能入脾肺，行气宽中。正是因为玫瑰花的独特香味，所以历来被医家作为疏肝解郁的良药。心情烦闷，气郁不舒的时候，以玫瑰花泡茶，闻一闻淡淡的清香，可给人带来愉悦之感。

玫瑰花原产于辽宁、山东等地，现栽培分布各地，以山东、江苏、浙江、广东为多，其中山东平阴县的玫瑰最为出名，有"玫瑰之乡"之称。

平阴玫瑰栽培历史悠久，距今已有 1300 多年。早在唐代初期，就有慈净和尚在平阴翠屏山栽植玫瑰的记载。清代《平阴县志》有"隙地生来千万枝，恰如红豆寄相思，玫瑰花放香如海，正是家家酒熟时"的描述。

平阴县境内四周环山，中间谷地狭长，气候温和。特殊的地形、气候，造就了浓郁芳香的平阴玫瑰。这里所产的玫瑰有香气正，清香、甜香、浓香等特点，因此，平阴玫瑰蜚声于世，久负盛誉，被称为"中国传统玫瑰的代表"。

现如今，平阴每年5月中旬举办玫瑰文化艺术节，前来赏花、旅游、从事经贸活动的客人络绎不绝。以玫瑰花为原料的玫瑰酱、玫瑰酒、玫瑰饴、玫瑰精油、玫瑰系列化妆品及玫瑰风味的食品，便成了客人们必购的商品和品尝的佳品。

玫瑰入药，甘温无毒，《食物本草》记载："主利肺脾，益肝胆，辟邪恶之气，食之芳香甘美，令人神爽。"

女性以肝为先天，肝主情志疏泄。因为女性阴柔的特性，所以情绪上容易受到影响，进而导致气血不畅，心情消沉。而玫瑰花正好理气活血，对女生来说是很好的养生佳品，毕竟好心情才有好皮肤，无聊、郁闷、忧伤种种坏心情总会体现在皮肤上。相信同学们常饮玫瑰花茶，就一定能变得如玫瑰一样美丽。

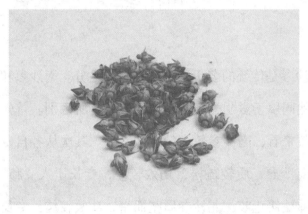

玫瑰花

北沙参

　　沙参是传统的名贵药材，有南北之分。南沙参和北沙参虽然同属于滋阴类药物，但药力上有所区别。首先从整体药效来看，南沙参效力较北沙参弱。其次从各自专长来看，南沙参，质较疏松，功效较差，专长于入"肺"，偏于清肺祛痰止咳；北沙参质坚而密，功效较佳，专长于入"胃"，偏于养阴生津止渴。

　　关于北沙参，还有一个别名叫"莱阳参"。莱阳，是一个地名，也就是现在的山东省莱阳市。之所以莱阳地名命名沙参，是因为莱阳地区所产的北沙参品质最为优良，享誉全国。莱阳地区属温带海洋性气候，土壤似沙比沙细，像土又比土软，非常适宜沙参生长，所产的沙参根条细长，色白质坚，质地细密，粉性足，是北沙参中的珍品。

　　现代药理研究证实，莱阳参是所有沙参中品质最佳药材，有提高细胞免疫功能的作用，对酪氨酸酶有抑制作用，具有镇咳祛痰、抗突变、强心等功效。

在莱阳当地，还有一则关于沙参姑娘的美丽传说：话说很早以前，莱阳城南胡城村，有一个青年，人称张大哥，自幼丧母，10岁丧父，孤单单地一人过日子，他把父母留给他的二亩薄田整得地平土深，全部种上了沙参。

张大哥为人老实勤快，天天守在地里捉虫、浇水，一刻也不肯闲着。而且他还有一个愿望，就是来年等到这二亩沙参成熟，用卖出的好价钱娶个贤惠漂亮的媳妇。在张大哥日日夜夜的精心照料下，沙参长得特别好，引来了当地村民的羡慕。

同村的地主"斜巴眼"家里也种了很多沙参，他见张大哥地里的沙参比自家种的品质要好很多，不仅羡慕而且嫉妒，认为张大哥地里有"参神"庇佑，便几次派人要用二亩好地换他那二亩沙参地。张大哥都一口回绝了，恨得"斜巴眼"牙根痒痒。

终于到了收获的季节，张大哥见沙参棵棵长得像小孩胳膊一样粗，有的还带着胳膊腿儿，像个招人喜爱的胖娃娃，喜得心里像吃了蜜一样的甜。这沙参是他的希望，他的幸福，他要盖房娶妻，要过美好的日子。他太喜爱这遍地沙参了，于是便捡了两棵最大的，用盘子盛着，恭恭敬敬地供在家里。

有天晚上张大哥躺在床上，刚一闭上眼睛，一个天仙般的姑娘就站在他的面前，那姑娘十七八岁的年纪，杨柳般的腰身，杏儿般的双眼，两腮有一对浅浅的酒窝，微微一笑，露出两排洁白整齐的牙齿，一身乳白色衣裙拖到地上，十分好看。可是一睁开眼，那姑娘又不见了，一连几天都是这样。

这一天，张大哥把收下的沙参堆在一块，仔细地用苫子苫好，准备明天拿到集上去卖。可是天明以后，一大堆沙参一棵也不见了，张大哥顿时觉得天旋地转，两眼发黑。"扑通"一声栽倒了，当他苏醒过来的时候，只见身旁坐着一个姑娘，他仔细一看，和那天晚上见的那个姑娘一模一样，张大哥一阵激动，立即抓住了她的手。

姑娘告诉他，沙参是被"斜巴眼"偷去了。她是沙参姑娘，见张大哥勤劳善良，又如此珍爱沙参，愿同张大哥结为夫妻。张大哥一听，激动的心都要跳出胸膛，慌忙朝沙参姑娘跪下行礼，沙参姑娘连忙扶住他，当天二人拜了天地，结为夫妻。

这件事很快传到"斜巴眼"耳朵里，他立即带了 3 个狗腿子来到张大哥家，说张大哥拐骗良家女子，要送衙门治罪。他一挥手，3 个狗腿子朝张大哥扑来。"斜巴眼"自己则猛地抱住了沙参姑娘。张大哥顿时气得七窍冒烟，顺手抓起一条棍子打倒了 2 个狗腿子，又举起了棍子朝"斜巴眼"砸去。"斜巴眼"急忙松开沙参姑娘，和 3 个狗腿子连滚带爬逃走了。

"斜巴眼"逃走后，沙参姑娘拉住张大哥的手说："咱们快逃吧，他们还会回来的。"这样，沙参姑娘和张大哥便连夜逃往东北，仍然以种植沙参为业，不但靠此过上了幸福的日子，还将沙参带到了东北，扩大了沙参的产区。

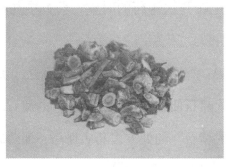

北沙参

代赭石

中药除了植物药和动物药，还有很大一部分矿物质药物。因为质地重，性寒，所以经过炮制后多具有镇逆、凉血的功效。

而赭石便是其中的一味，赭石是氧化物类矿物刚玉族赤铁矿，一般以致密块状、肾状、葡萄状、豆状、鱼子状、土状等集合体最为常见。入药具有平肝潜阳、降逆止血功效。

很多医生在开这味药的时候，药方中往往不写"赭石"，而是直接写"代赭石"。

李时珍说："赭，赤色也；代即雁门也。"雁门位于山西代县，而代赭石便是专指山西代县产的赭石。如果我们拿着写有"代赭石"的处方去药店抓药，那药店就会配山西代县产的"赭石"。

山西地形复杂，气候多样，生态环境独特，是多种中药材的主要产地，而赭石因代县产的质量最好而被誉为"代赭石"。

中药方剂中，有一味以代赭石为主而配伍的方剂，名为"旋覆代赭汤"，具有降逆化痰、益气和胃的作用，应用甚广。关于这个方剂民间还有一则故事：话说某年夏秋之际，忽然下起了大雷雨，庄稼人王老五见路边一棵金黄色花朵的野花眼看就要被大风吹断，不由得心生怜悯，他冒着大暴雨，小心翼翼地用铁锹将这花连同根周围的土挖了出来捧回家，种在一个小破瓮里。

王老五老娘有胃病，常有噎嗝而难以进食，非常痛苦。当晚，王老五做了个梦，梦见一个头插金花、亭亭玉立的姑娘对他说："我是旋覆花仙，谢谢你救了我的命。我要把你老娘噎嗝反胃的病治好来报答你。"

说完，只见姑娘拿出一块红色的石头放入锅里煎汤说："这叫代赭石。"又从头上拔下自己插的金花投入汤内，嘱咐："等汤熬好了，一定让你娘喝下。"

王老五从梦中惊醒，只见破瓮里的野花不见了，灶台上小药罐正咕嘟咕嘟冒着热气。旁边，放着一堆红棕色的石头碴子和一堆黄花。

王老五的娘喝了这汤果然舒服多了。王老五又照花仙所示熬了几回汤，每天让老娘喝下，老娘的胃病便好了。为了纪念这位花仙，人们把这药方叫"旋覆代赭汤"。

不过，代赭石含有微量砷，如果服用不当会引起中毒，所以使用代赭石一定要听从医生的建议。

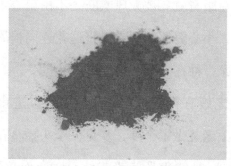

代赭石

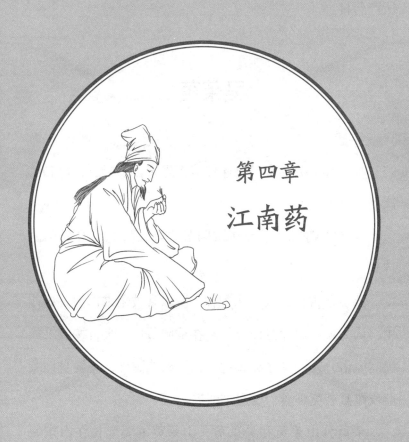

第四章

江南药

江南药包括湘、鄂、苏、皖、闽、赣等淮河以南省区所产药材。

吴茱萸

独在异乡为异客，每逢佳节倍思亲。遥知兄弟登高处，遍插茱萸少一人。

这是唐朝诗人王维在重阳节之际，思念家乡兄弟的诗句。

茱萸在古代，因气味芳香，所以常被用来作为香囊使用，认为可以驱除污秽邪气。在重阳节这一天，按照汉族民间风俗，人们除登高望远、畅饮菊花酒外，还要身插茱萸或佩戴茱萸香囊，以避难消灾。

茱萸分山茱萸和吴茱萸，山茱萸主要生长在山东一带，而吴茱萸主要生长在吴越一带。这一北一南虽然全为茱萸，但论其药性还是以吴茱萸为佳。《中药大辞典》就解释说，本品南北皆可，入药以"吴地"为佳。所谓的"吴地"，就是春秋战国时期的吴国。

关于吴茱萸名字的来历，还有一个历史典故：春秋战国时期，吴茱萸生长在吴国，称为吴萸。弱小的吴国每年都得按时向强邻楚国进贡。有一年，吴国的使者将本国的特产"吴萸"药材献给楚王。贪婪无知的楚王爱的是珍珠玛瑙金银财宝，根本看不起这土生土长的中药材，反认为是吴国在戏弄他，于是大发雷霆，不容吴国使者有半句解释，就令人将其赶出宫去。

楚王身边有位姓朱的大夫，与吴国使者交往甚密，忙将其接回家中，加以劝慰。吴国使者说："吴萸乃我国上等药材，有温中止痛、降逆止吐之功，善治胃寒腹痛、吐泻不止等症，因素闻楚王胃寒腹痛的痼疾，故而献之，想不到楚王竟然不分青红皂白……"

听罢，朱大夫派人送吴国使者回国，并将他带来的吴萸精心保管起来。次年，楚王受寒旧病复发，腹痛如刀绞，群医束手无策。朱大夫见时机已到，急忙将吴萸煎熬，献给楚王服下，片刻止痛，楚王大喜，重赏朱大夫，并询问这是什么药？

朱大夫便将吴国使者献药之事叙述。楚王听后，非常懊悔，一面派人携带礼品向吴王道歉，一面命人广植吴茱。几年后，楚国瘟疫流行，腹痛的病人遍布各地，全靠吴茱挽救成千上万百姓的性命。楚国百姓为感谢朱大夫的救命之恩，便将吴茱加上一个"朱"字，改称"吴朱茱"。

樟树市位于江西省中部，地处赣江中游，鄱阳湖平原南缘，自古有"八省通衢之要冲，赣中工商之闹市"之称，商周至春秋战国时，先后属吴、越、楚国，樟树吴城，是吴国的都城，是先吴文化的发源地，樟树吴茱萸是指出产于江西省樟树市境内的吴茱萸，是优良的中药材品种，具有不开口，内无种子，气芳香浓郁，味辛辣刺舌而苦，有效成分高等特点，在中药界享有盛誉，被列入中国国家地

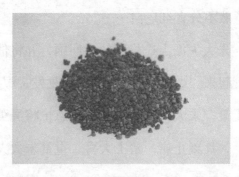

吴茱萸

理标志产品保护目录。吴茱萸在樟树栽培历史悠久，清道光《清江县志》中就记载："木之属有樟，药材独以为最，故古称豫章地，以材著也。"

　　吴茱萸入药具有健胃、镇痛、抗菌、抗病毒、保肝等养生作用。日常我们可以用吴茱萸进行食疗养生，泡酒、煲汤、煮粥都是不错的选择。

牡丹皮

牡丹皮，也作丹皮，有清热祛火，活血散瘀的功效。《本草求真》："世人专以黄柏治相火，而不知丹皮之功更胜。"

世人都知道洛阳牡丹甲天下，但若论入药的牡丹皮，则以安徽省铜陵凤凰山地区生产的牡丹皮质量最佳。《中药大辞典》中就记载："牡丹皮……安徽省铜陵县凤凰山所产的质量最佳。"洛阳牡丹之所以妇幼皆知，胜在其观赏价值，而安徽铜陵的牡丹，胜在其药用价值，贵在"桃李不言，下自成蹊"的品质。

安徽铜陵县是药用牡丹之乡，其凤凰山地区所盛产的牡丹皮，其药味浓郁，疗效较高，品质绝佳，在海内外享有盛名，因此被历代医家冠以"凤丹"的道地标签。

铜陵栽培距今至少有 1600 余年的历史了，相传早在西晋时期，著名的道家葛洪在附近顺安长山种杏炼丹时，就曾栽植过牡丹。据《铜陵县志》记载："长山石窦中有白牡丹一株，高尺余，花开二三枝，素艳绝丽，相传乃晋人葛洪所植。"

凤凰山的"牡丹皮"始于明代，而盛于清朝。清代，凤凰山已成为全国著名的牡丹皮主要产区。据说，清同治年间铜陵牡丹皮紧俏，凤丹市价之昂贵竟至"万斤稻谷易其担（鲜根）"。清末至民国初年，是铜陵历史上牡丹皮生产的鼎盛时期。1924—1926年间，全县牡丹皮生产曾达14 000担（一担为50kg），其中凤丹就有10 000担。

铜陵盛产牡丹皮，这主要得益于它得天独厚的地理环境。铜陵地处长江南岸，气候温和，雨量充沛，土壤肥沃，尤其凤凰山地的土质，更宜于牡丹皮植株生长。

据说铜陵凤丹有"四绝"，一是气味香浓，二是肉厚粉足，三是皮色褐红，四是表呈银星。另外因久贮不变质，久煎不发烂等，故在国内外市场享有"品质绝佳"的盛名。

神医华佗的著名弟子吴普说："牡丹皮人食之，轻身益寿。"大家日常服用可以用牡丹皮煮粥。取牡丹皮15g，大米 100g，白糖适量，先将牡丹皮洗净，放入锅中，加清水适量，水煎取汁，再加大米煮粥，待熟时调入白糖，每日一碗，可以起到延年益寿的养生效果。

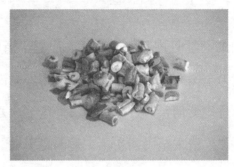

牡丹皮

石 斛

秉山川之天然灵气，滋生出名贵之瑞草。在安徽省霍山县的大别山山区，云雾缭绕的悬崖峭壁之间或苍天古树之上，生长着一种神奇的植物，它便是霍山石斛，是当地著名的特产之一。

霍山石斛，又称米斛，是石斛中的极品，同时也是中国濒临灭绝的珍稀药材。从古至今倍受医家推崇，被奉为"清中有补，补中有清"之上品。霍山石斛久负盛名于海内外。

中医认为，阴液为人体生命活动的物质基础，具有滋润形体脏腑、脑髓骨骼，抑制阳亢火动的作用，能维持正常的生长发育与生殖功能活动。如果人体阴液不足，就会出现精神萎靡，面色无光，眼干神滞，腰膝酸软，头晕乏力，口干舌燥，咽喉疼痛，大便秘结等症状。而石斛乃是千年养阴圣品，从根本上解决人体阴液不足问题，维持体内阴阳平衡，让生命焕发生机与活力。

所以，霍山石斛自古被列为"九大仙草"之首，位居天山雪莲、三两人参、百二十年何首乌、花甲茯苓、深山灵芝、海底珍珠、冬虫夏草等名贵中药之前。历史上，霍山石斛一直是皇室专用，被用来炼制延年益寿的丹药。

现代研究表明，霍山石斛富含多糖、氨基酸和石斛碱、石斛胺碱等多种生物碱，能保护五脏六腑功能，扩张血管，有效促进人体对各种营养物质、维生素和矿物质的吸收，显著改善机体新陈代谢，提高身体各器官的生理功能，促进血液循环，增强体质，从而提高生命质量、延年益寿。

不过，由于霍山石斛自然生长条件苛刻，而人们需求量大导致过度采挖，目前，其资源已非常稀缺，已经被列为国家重点保护的珍稀濒危药用植物。所以，真正的霍山石斛价格不菲，市场上所标榜的野生霍山石斛，十有八九都是假的，大家不要轻易相信。

那如何分辨怎样才是正宗的霍山石斛呢？这里教大家

一个小窍门，就是从外观和口感上进行辨别。

真正的霍山石斛呈暗黄绿色或黄绿色，大小匀称、美观，常可见残留的叶鞘纤维，表面有光泽，手感沉重；而用其他石斛加工而成的，则颜色呈金黄色、黄色或黄褐色，无光泽或仅现少量光泽，个或大或小，手感轻浮。

口感上，霍山石斛具有特有的清香味，富含黏液，嚼之具有浓厚黏滞感，味道微甘，渣少。而其他石斛有的含有黏液，有的基本不含，味淡或微苦，没有清香味，渣多。

只要谨记这一点，我们就不会被黑心的药商所欺骗。

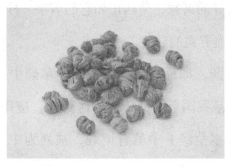

石斛

白 芍

芍药被人们誉为"花仙"和"花相"，且被列为"十大名花"之一。自古文人有"淡如芍药，柔美如玉"的说法，诗经中有"赠之以芍药"的情歌，故芍药又叫情人之花，象征着爱情无比的美好高尚，现已被尊为七夕节的代表花卉。

除了美好的寓意，芍药正如它的名字一样，还可以入药，具有补血养血的功能。

芍药入药，即称白芍。白芍在中草药中是最为常见的一种，它是我国著名的传统中医药材，应用非常广泛，早在《神农本草经》中就有记载，被列为中品药材，具有主邪气腹痛、除血痹、破坚积、止痛、利小便、益气的作用。

白芍是常用家种大宗药材，需求量巨大，产地集中，其中亳州种植白芍最为著名。

亳州是汉代著名医学家华佗的故乡，享有"药都"之誉。清末，亳州已经成了药商云集，药栈林立，药号巨头密布，经销中药材 2000 多种的重要集散之地。亳州自东汉以来就有白芍种植、炮制、经营的历史，所产白芍在明清时期就有了"亳白芍"之称，并因品质最优、药效最好而扬名。

清代有诗云："小黄城外芍药花，十里五里生朝霞，花前花后皆人家，家家种花如桑麻。若将此花作倾城，更比牡丹多丰情，此花作良药，儿女春容免萧索。"诗中的小黄城便是现在亳州。

根据专业人员解释，亳州地区光照、水分、土壤等自然环境得天独厚，养分充足，通透性较好，所以极适宜芍药栽培，再加上传统的加工工艺及人文因素等，铸就了亳白芍"枝条长、粉性足、质坚实、色白净"的内外品质。

女性以肝血为先天之本，而白芍能滋养肝血，临床上白芍常被应用到中医美容药物中，比如在《医学入门》中记载的三白汤，"白芍、白术、白茯苓各 5g，甘草

2.5g，水煎，温服"。这个方子就具有补气益血、美白润肤的功效。

所以白芍这味药特别适宜天性爱美的女同学们，现代的药理研究也证实了白芍有清除自由基、抗氧化的作用，能治疗女性的面部发黄，面部无光泽，黑色素沉淀物多等症状，是女性美白的一款佳药。同学们可以经常取 1～2g 白芍泡茶服用，相信长期坚持，就会使你容光焕发，精神饱满。

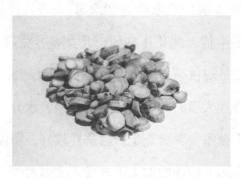

白芍

木 瓜

木瓜是我们经常食用的水果，果皮光滑美观，果肉厚实细致、香气浓郁、汁水丰多，有"百益之果""水果之皇"的雅称，由于木瓜肉所含的果胶可以很好地清洗肠道，减少废物在身体内的积聚，所以可以有效地降脂减肥，多吃可延年益寿。

其实大家有所不知，木瓜还有一个孪生兄弟，它就是宣木瓜。和木瓜不同的是，宣木瓜长在树上，它的主要价值在于药用。

宣木瓜性温，味酸涩，入肝、脾经，有舒筋活络、祛风湿痹等作用，古代医药学家陶弘景、苏颂、李时珍对此药都有较高评价。

宣木瓜之所以以"宣"命名，是因为它主要盛产于安徽的宣州。《本草纲目》记载："木瓜处处有之，而宣城者为佳，木状如奈，春末开花，深红色。其实大者如瓜，小者如拳，上黄似着粉，宜人种莳尤谨，遍满山谷，始实成则镞纸花粘于上，夜露日烘，渐变红花色，其纹如生，本州以充土贡，故有宣城花木瓜之称。"

宣州种植的宣木瓜，已有 1500 余年历史，早在南北朝时期，宣木瓜就作为贡品上奉朝廷。明嘉靖《宁国府志》载："宣城县岁贡木瓜上等一千个，中等五百个，下等二百个，又干瓜十斤，俱解礼部。"因此，在全国各地的木瓜品种中，宣木瓜一枝独秀，极负盛名。

宣木瓜既是药品，又是食品，是第一批被国家卫生部收录进"药食同源"名单中的品种。现代营养学分析，宣木瓜含有 19 种氨基酸、18 种矿物微量元素以及大量维生素 C 和其他具有护肝降酶、促免疫、抗炎、降血脂血糖等作用的有效物质。

因为宣木瓜的价值多用于治病，所以不宜直接鲜吃，如需食用可经过简单的烹饪加工，这里推荐一款适合女生们饮用的食疗方：冰糖木瓜奶。

具体做法是，取木瓜 150g，纯牛奶 500mL，冰糖

15g。第一步将洗净木瓜去皮去籽，取果肉切成小丁；第二步把纯牛奶倒入炖奶锅，小火慢炖至沸腾；第三步加入冰糖和木瓜丁，继续炖至再次沸腾即可。每天服用一杯，不但补充营养，还可以减肥降脂，帮助你们塑造健康的身材。

最后再次提醒大家，不要把作为果实食用的木瓜和宣木瓜搞混，两者虽然名字、外形相近，但价值却不尽相同。大家要获取宣木瓜，一定要去药店买，而不要跑到水果店。

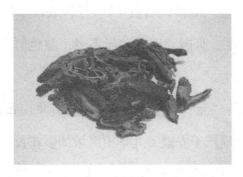

木瓜

黄 精

　　相传天台山上有个云雾仙洞，每隔 3000 年西王母才命仙女打开洞门 1 次，放出瑶池仙水，以灌溉洞口四周的黄精，待成熟后，全部供仙人们食用，以求青春常驻。

　　黄精以根茎入药，具有补气养阴、健脾润肺、益肾养颜的功能，是一味传统名贵中药。《神农本草经》言黄精："使五脏调良，肌肉充盛，多年不老，颜色鲜明，发白更黑，齿落更生。"

　　俗话说："北有长白山人参，南有九华山黄精。"黄精产地很广，唯产于安徽省九华山区域的多花黄精最佳。

　　九华山黄精加工十分考究，以天然黄精为原料，经过九蒸九晒，成品内赤外黄，味甘甜，俗称"九制黄精"，常食能延年益寿，所以也最为地道。

　　据《九华山志》记载，地藏菩萨之化身"金地藏"，在九华山修行的时候，就常年以黄精掺食充饥，"枯槁禅修"，终成佛道。他在《酬惠米》中说："而今飧食黄精饭，腹饱忘思前日饥。"相传明代高僧海玉大师在九华山百岁宫山洞内苦修，不进米饭，也食黄精为生，终年110岁。

正是在自然和人文环境的双重影响下，在九华山地域居住的当地农民都有食用黄精的传统，每过"白露"之后，山民都会挖一些黄精，既可以和鸡、鸭、鱼、肉等食材一起炖着吃，还可以炮制黄精酒，所以当地人都十分长寿。

药理研究显示，九华黄精富含人体必需的多种微量元素，以及蛋白质、淀粉、氨基酸等多种成分，具有补肾、降血压、防止动脉血管硬化、促进胰岛素活

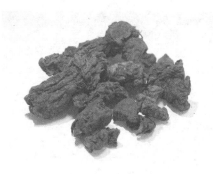

黄精

性等功效。

　　现代人生活节奏紧张、作息不规律、饮食不健康，高血脂、高血压、高血糖成了悬在现代人头顶的"三把尖刀"，而黄精的降血压、降脂、促进胰岛素活性的功效恰好可以预防和治疗"三高"疾病，是不可多得的健康佳品。

延胡索

延胡索又名元胡，在古代，一般药名中带有"胡"字的，都是说明此药来源于北方的少数民族，即胡人。

相传，在汉元帝时王昭君出塞嫁给匈奴单于，当时陪同昭君出塞的宫女叫陈兰。塞北胡地盛产山楂，山楂黄里透红，又酸又甜，王昭君和陈兰十分爱吃，陈兰就常常到山上去摘山楂吃。

有一天，陈兰馋嘴便独自一人去摘山楂，半路上遇见了胡兵。胡兵见陈兰冰清玉秀，便有意非礼。陈兰见状赶紧逃跑，慌乱之下竟然不慎失足翻落下山，昏迷不醒。当她再次醒来时，发现全身动弹不得。

山谷底荒无人烟，只有天上的雄鹰，她是叫天不应，叫地不灵。到了晚上，她饿得心发慌，四下寻找发现身边有几株叫不上名字的野草，她便挖了根茎嚼食充饥，吃饱了也就睡着了，第二天醒来发现浑身疼痛减轻了很多，她又吃了几次，最后竟然跌伤红肿的地方都痊愈了，也能站起来行走了，于是她便知道这草的根茎可以治疗跌打损伤。因为它的籽是圆的，又来自于胡地，所以称之为"圆胡"，后来就成了"元胡"。

延胡索史载于《开宝本草》，性温，味辛苦，入心、脾、肝、肺，是活血化瘀、行气止痛之妙品，尤以止痛之功效而著称于世。李时珍在《本草纲目》中归纳延胡索有"活血，利气，止痛，通小便"四大功效，并推崇它"专治一身上下诸痛"。

延胡索来源于外地，盛产于浙江，与白术、芍药、贝母等并称"浙八味"，特别是浙江磐安，一直以来认为是延胡索的"道地产区"。

浙江磐安县素有"群山之祖，诸水之源"之称，以优良生长环境孕育出了优质道地延胡索。从明代始磐安一带就栽培使用，历史悠久，加之磐安中药人一直采用近乎天然的种植加工工艺，保证了延胡索的质量均优于其他产区，所以为历代医家所推崇，自古有"磐安元胡紫蕊馨，其味甚哭散瘀灵"的说法。

现代研究分析，磐安元胡外观黄亮，圆坚饱满，生物碱含量高，其一个县的种植产量就达 1500 吨，约占全国总量的 30% 左右，属于当地最著名的特产，曾被评为浙江省优质产品金奖。

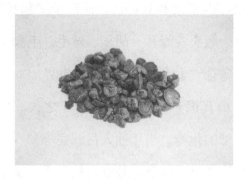

延胡索

乌 鸡

乌鸡是江西省泰和县特产，原产于泰和县武山北麓，因具有丛冠、缨头、绿耳、胡须、丝毛、毛脚、五爪、乌皮、乌肉、乌骨"十大"特征而闻名世界。

泰和乌鸡其饲养历史有2000多年之久，相传泰和乌鸡是白凤仙子的化身，当年仙人吕洞宾等"八仙"云游至泰和武山，恰逢重阳佳节，处处丹桂飘香、金菊怒放，一派祥和景象，便乘兴登临武山，饮酒论道，赏景赋诗。武山的风景使"八仙"深深陶醉，"八仙"便相约500年后的重阳节再游武山。

殊不知500年后吕洞宾等"八仙"故地重游，但见武山一带瘟疫流行，民不聊生，颓废不堪。吕洞宾遂与诸仙商定，择武山武叠峰北岩开坛炼丹，以济苍生。经过七七四十九天的修炼，丹药终于炼成，但就在出炉之际，武山方圆四周忽然天昏地暗，妖风大作，仙丹危在旦夕。"八仙"一面合力与妖魔斗法，一面急向王母娘娘求援。王母娘娘速派身边白凤仙子携带瑶池琼浆玉液置于炼丹炉中，"八仙"顿时功力大增，将妖魔降除。但不幸的是，白凤仙子却被妖风卷入炼丹池，忍受烈焰锻炼，皮肉、内脏、骨头俱被烧得焦黑。丹药出炉后，仙女却化成白凤乌鸡。

乌鸡一直是国人心中的名贵食疗珍禽，其药用和食疗作用，都是普通鸡所不能相比的。因为它的皮肤、肌肉、骨头和大部分内脏也都是乌黑的，所以又被称为"黑了心的宝贝"。

乌鸡全身均可入药，骨、肉及内脏均有药用价值，可以配成多种成药和方剂。在唐朝，乌鸡被当作丹药的主要成分来治疗所有妇科疾病。以泰和乌鸡为原料生产的"乌鸡白凤丸"闻名遐迩，自创立方剂以来一直使用至今。

李时珍在《本草纲目》中记述："泰和乌鸡甘平无毒，益助阳气，滋阴补肾，治心绞痛，和酒五合服之。"其实，乌鸡不只是妇女的妙药，男性一样可以食用，比如体虚无力、大病初愈的时候就可以进补乌鸡汤，可以起到很好的滋补效果。

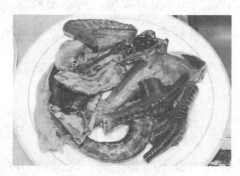

乌鸡

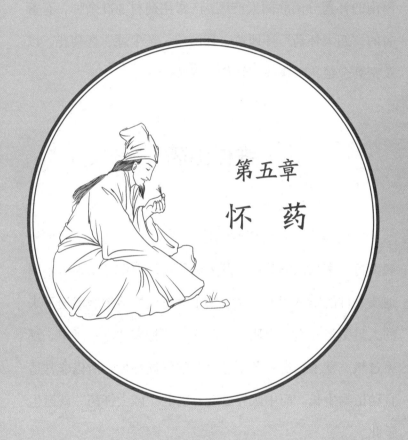

第五章

怀 药

怀药泛指河南境内所产的道地药材。河南地处中原，河南的怀药分南北两大产区，产常用药材300余种，有著名的"四大怀药"怀地黄、怀山药、怀牛膝、怀菊花，以及密县金银花、茯苓、红花，方城丹参等。

铁棍山药

河南焦作，在明清时代称"怀庆府"。这一带北依巍巍太行，南临滔滔黄河，既采撷了黄河上游各个地区不同地质条件的丰富营养，又吸纳了太行山岩溶地貌渗透下来的大量微量元素，土质十分肥沃，还拥有"春不过旱、夏不过热、秋不过涝、冬不过冷"的气候环境，所以非常适宜动植物生长。而中医界赫赫有名的"四大怀药"就诞生于此。

四大怀药即：怀山药、怀地黄、怀菊花、怀牛膝。

相传上古时代，炎帝神农氏身患疾病，为寻得治病良药，他带领文武百官、妻室家眷，跋山涉水，广走民间。

在一个秋高气爽的日子，神农氏一行来至怀川（古焦作）时，他看到这一带山川绿叶如盖，花团锦簇，风光秀丽，不禁感叹："真乃神仙福地，药山矣！"遂在此辨五谷尝百草，登坛祭天，终得四样草根花蕊和水服之，不日痊愈。

待离去时，他又令山、地、牛、菊四官值守保护灵药，于是因人而得名"山药、地黄、牛膝、菊花"。

山药，人类自古食用，是人类食用最早的植物之一。早在唐朝诗圣杜甫的诗中就有"充肠多薯蓣（山药别名）"的名句。山药块茎肥厚多汁，又甜又绵，且带黏性，生食热食都是美味。此外，山药还是"食中之药"，具有很高的药用价值。《本草纲目》认为山药能"益肾气，健脾胃，止泻痢，化痰涎，润皮毛"。

怀山药主要分布于焦作市温县、沁阳、武陟、孟州等地，但温县的铁棍山药当属道地中的道地。

铁棍山药乃山药中的极品，是一味珍贵的中药材，居四大怀药之首。因其外形酷似生锈的铁棍，晒干后相互敲击铿锵有声，故名"铁棍山药"。

温县地处河南焦作南部，自古以来就是怀山药的主产地。温县出产的铁棍山药富含皂苷、氨基酸等。因其药用价值和营养价值远远高于其他山药品种，且产量较低，不能连续种植，所以市场价格高于普通怀山药和外地山药数倍，甚至数十倍之多。

俗话说"一方水土养一方人"，历史上很多名人都与铁棍山药结下了缘分。

三国时期，温县人氏司马懿在魏都任大将军，同乡绅士郭高升到许昌拜访司马懿，带去乡土特产——铁棍山药。将军深知此礼物贵重，以贵宾相待郭高升，随之委任为怀庆府尹。之后，郭高升把当地所产的铁棍山药尽数交给大将军府，铁棍山药陪伴了司马懿终生。司马懿在以后几十年的戎马生涯中身经百战，终于建立了西晋王朝，铁棍山药对他的身体起到了巨大的医疗保健作用。

还有宋朝时期的大文豪苏东坡，晚年在流放过程中路过温县。一日他与儿子苏过二人走到一处山下，因无食可进，饥饿难忍，加之东坡劳累成疾，满面憔悴，身体十分虚弱，这时苏过灵机一动，将山边一野山药挖出切丁，采得几味野果，煮成稀羹让父亲食之。东坡食之大悦，从此每日服得几碗，以此充饥。数日，元气大复，面色红润，日渐强壮。高兴之余即赋诗一首："香似龙涎仍酽白，味如牛乳更全新，莫将南海金齑脍，轻比东坡玉糁羹。"盛赞此羹远比隋炀帝嗜好的东南佳味"金玉齑脍"还要好。

近代研究表明，山药具有诱导产生干扰素，增强人体免疫功能的作用。其所含胆碱和卵磷脂有助于提高人的记忆力，常食之可健身强体、延缓衰老，是人们所喜爱的保健佳品，曾是历代皇室的贡品。如今，以前专供皇室的珍贵山药早已飞入了寻常百姓家。到了山药丰收的季节，很多地方都可以买到山药，大家可以买一些和大枣搭配煮粥食用，可以起到很好的养生效果。

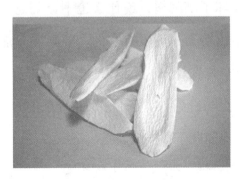

山药

怀牛膝

牛膝，并不是牛的膝盖，而是一味中药，入药有逐瘀通经、补肝肾、强筋骨、利尿通淋等效用。

相传古代河南怀州（今焦作一带），有一对老夫妇，膝下无儿女，其妻经常腰腿痛，干不了活，全靠刘老汉打零工度日，家境十分清苦。

有年正值农忙季节，刘老汉却病倒了，小便涩痛尿血，这可吓坏了刘阿婆，说什么也不让刘老汉下床干活了。可是不出劳力，就没有吃的。刘阿婆只能到野地里挖野菜充饥。好在怀州这个地方自然资源丰富，刘阿婆每次都能挖一点马齿苋、婆婆丁、蕨菜什么的，虽然味道不好，至少能保障肚子不挨饿。

话说有一天，刘阿婆再去挖野菜，这一次她见一种叶为紫红色的野菜，茎四棱，节膨大，高约2尺，形似苋菜，甚嫩，便采了些回家。刘老汉吃了这种野菜粥后尿急痛症状竟然减轻了，尿色转淡，舒服很多。于是刘婆婆连续几天都采那种野菜吃，没几天，刘老汉病愈了。而刘婆婆也觉得自身的腰腿痛好多了。她想，这种野菜一定是一味仙草灵药，说不定还能治病。

恰巧有一天，村民王妻生孩子难产，这可急坏了接生婆，眼瞅着要一尸两命，王家急得束手无策。这时刘婆想起了神奇野菜，马上采了一大把送到王家，帮煎好让产妇服下。一会儿工夫，胞衣下来了。大家问刘婆是什么妙药。刘婆见这药的茎节颇似牛的膝部便脱口说出"牛膝"。从此，牛膝这味药就在怀州一带传之于世。

牛膝最早载《神农本草经》，历代本草多有论述。根据产地不同，牛膝可分为怀牛膝、川牛膝、土牛膝。3种牛膝就像是三兄弟，功效虽然相近，但也分个长幼尊卑。这其中的老大自然是"怀牛膝"莫属。

河南武陟、温县、夏邑、孟县（今孟州市）、博爱、沁阳、是怀牛膝栽培的发源地，产量大，品质好，历来被称之为道地所在，是有名的"四大怀药"之一。

怀牛膝的特点是条子粗壮、明亮、色泽鲜艳、油性多，药用价值极高。李时珍说它："滋补之功，如牛之力。"而且怀牛膝的产量居全国之首，在供应国内厂家、医院及各市场需求方面有着举足轻重的作用。

怀牛膝是草本植物的一种，所以可以被当食材食用，医书上说"久服有补益之功"。那牛膝该如何食用呢？古人讲"药食同源"，服用牛膝最好的方式就是煮粥或煲汤，比如晚上煮粥的时候可以放 10g 以内的牛膝片，或者炖排骨、鸡汤可放入 2 ~ 5g 的牛膝，通过少量频补的方式渐渐达到养生的效果。

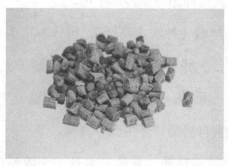

怀牛膝

怀地黄

地黄，为玄参科植物地黄的干燥块根，为药食同用的植物。将地黄作为食品，在民间已有悠久历史。早在先秦的《诗经》中就有："薄言采芑，于彼新田"的记载。文中的"芑"便是指的"地黄"，讲述战士们在行军过程中采集地黄食用。

自周朝开始，地黄就被作为"四大怀药"之一，每年朝贡给周天子食用。《神农本草经》上说："久服，轻身、不老。"《饮膳正要》上记载："补精髓，壮筋骨，和血气，延年益寿。"早在2000多年前，中原地黄产区群众就将地黄"腌制成咸菜，泡酒、泡茶而食之。"至今，人们仍有将地黄切丝凉拌、煮粥而食的饮食习惯。

地黄入药则味甘、苦，性寒，具有清热、凉血、养阴、生津功能，被历代医家所推崇，故为多种方剂配伍的要药及中成药的主要原料。据统计，共有80余个中成药处方中应用，例如六味地黄丸、四物合剂、大黄蟅虫丸等常见中成药都以地黄为主要配伍药材。

据有关研究，地黄最早生长于咸阳一带，后被引种到全国各地，但是在古怀庆府，也就是今天的焦作境内，地黄才算真正找到了家，生长特别旺盛。李时珍在《本草纲目》上说："江浙壤地黄者，受南方阳气，质虽光润而力微；怀庆府产者，禀北方纯阴，皮有疙瘩而力大。"

所以古今中外人们都以"怀货"为贵，就像是当年被武则天贬出长安城的牡丹，在洛阳生根后名满天下。1914年，焦作地黄曾在巴拿马运河通船万国博览会上展出，名扬全球。

焦作种植地黄历史久远，炮制技艺独特，经验丰富。许多优良品种，都是由焦作人民亲手培育的。而且在长久的发展过程中，当地人对地黄已经形成了非常考究的炮制系统，要经过九蒸九晒，直至内外漆黑、发亮、味微酸甜方成。怀地黄其显著特点是：油性大，柔软、皮细，内为黑褐色并有光泽，味微甜，尤其是断面呈菊花心状。

据现代医学化验，焦作地黄 10g 的药力等于其他地产的 30~100g 以上。而且，历史上植物学家很多次尝试把焦作地黄引种到别的区域，最后都发现焦作地黄种子被外地引进种植后，药性顿减，或种一二年即退化。可见，怀地黄具有很强区域性，离开了"一方水土"，便成就不了上好的地黄。

根据炮制方法的不同，地黄又分为生地黄和熟地黄。生地黄性寒，功能为凉血清热，滋阴补肾，生津止渴，常用于治疗骨蒸痨热、咽喉燥痛、痰中带血等症。比如对于小儿发热，生地黄有很好的治疗作用。取生地黄 10 ~ 15g，洗净后捣汁，放于器具中隔水炖 20 分钟，可用于小儿清热去火，治疗小儿惊厥效果极佳。

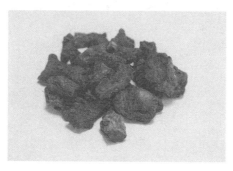

怀地黄

　　生地黄制成熟地黄后，药性由寒变微温，其功能也发生变化，有填精补髓、益肾滋阴之功效，非常适合我们日常煲汤或煮粥，用于食疗养生。比如熟地黄配当归、白芍、川芎就是大名鼎鼎的"四物汤"，常用于治疗血虚证。

怀菊花

菊花一直是古代文人墨客的"挚友"，是我国独具品质传统植物之一，与梅、兰、竹并列，号称"四君子"，素有"傲霜之花"的雅称。古人赋予它高尚坚强的情操，以民族精神的象征视为国粹受人尊重，历代文人常借菊花比拟自己坚贞不屈、淡泊名利的高洁情操。

战国末期，楚国人屈原作《离骚》："朝饮木兰之坠露兮，夕餐秋菊之落英。"借菊花表达作者不随波逐流、卓然自立、坚操笃行的高尚品质。晋朝诗人陶渊明作《饮酒其五》："采菊东篱下，悠然见南山。"赋予菊花隐士的灵性，表达了对田园与隐逸生活的向往。宋末元初诗人、画家郑所南作《客菊》："宁可枝头抱香死，何曾吹落北风中。"表达自己无限的故国深情……

菊花具有悠久的栽培历史，见于典籍和焦作各县志记载已经 3000 多年。菊花不仅可以供药用，早在春秋战国时期屈原的《离骚》中就有"夕餐秋菊之落英"的名句。不过，这时菊花还主要作为观赏植物。

自《神农本草经》记载："菊服之轻身耐老。"说明当时菊花的药用价值已经为人们所认知，从汉代起，重阳节有饮菊花酒的习俗。到南朝时，陶弘景的《名医别录》中把菊分为两种，一为苦薏，一为真菊。苦薏为野菊花，也称黄菊，真菊为白菊花，菊花已作为药用载入医书。

目前，全世界的菊花品种有 3000 多种。如生于安徽的"亳菊"，滁州的"滁菊"，浙江的"杭菊"，四川的"川菊"和山东的"济菊"等。由于产地不同，菊花的花形和气味都不太一样。

但是生长在怀川大地（今焦作地区）的怀菊花，作为"四大怀药"之一，被中医药界公认为药性最强的菊花。宋代医学家苏颂曰："菊花处处有之，以覃地为佳。"覃地即为古时焦作辖区。唐宋以后，怀菊花被列为贡品。明朝，李时珍在《本草纲目》中推怀菊花为各地所产品种之首。

中医学认为，菊性寒，历经寒暑，得天地之清气，有清热、解毒、祛风、清肝、明目等功效。根据中医的传统经验，白菊花长于平肝明目，黄菊花多用于散风清热。而白菊名地"怀庆府武陟"即今天的河南焦作武陟县。

怀菊花有很高的药用价值。《本草纲目》记载白菊"囊之可枕"，就是将菊花晒干，装入布袋中作枕芯，名"菊花枕"，枕之使人闻到芳香，有清脑明目、降低血压之功。

怀菊花除了作为药用、药枕等之外，还广泛用于茶饮，菊花茶是老少皆宜的茶饮品。同时还具有食用价值，

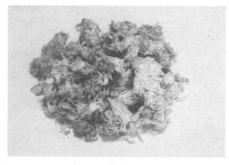

怀菊花

可以煲汤、蒸、炒、炖、凉拌。自宋朝开始，古人就有在菊花节赏菊、食菊花糕的习俗。

不过值得注意的是，菊花虽有很多保健功效，但并非人人皆宜，这是因为菊花性微寒，适合阴虚阳亢或实热体质的人服用。平时怕冷、手足发凉、脾胃虚弱等虚寒体质者，最好酌情使用。

丹　参

　　心脏病患者，随身总少不了携带复方丹参滴丸。复方丹参滴丸具有活血化瘀、理气止痛之功效。主治气滞血瘀所致的胸痹、胸闷、心绞痛等，是治疗心血管疾病的必备药材。

　　1997 年，复方丹参滴丸成为第一个向美国 FDA（食品药品监督管理局）以治疗药身份申报的品种，成为首例用国际标准进行评价的传统中药，说明其显著的疗效受到了西医界的普遍认同。

　　复方丹参滴丸之所以药效显著，这得益于一味最重要的中药成分——丹参。

　　丹参是著名的活血化瘀药，始载于《神农本草经》，被列为上品。所谓上品，即"主养命以应天，无毒。多服、久服不伤人。"

丹参的种植范围很广，四川的中江、河南的方城、山东的莒县、安徽的全椒都是历史中的道地产地。

不过，河南方城县是历史记载最早的道地产地，距今已经有 2000 余年的历史了。早在汉代就被医圣张仲景誉为"丹参之首"，后被人们冠名为裕丹参，以此昭示裕州丹参之地道。至今在民间还流传着"丹参王，裕州长；品质好，疗效良；上海、武汉药庄藏；走水路，去留洋"的歌谣。

方城古称裕州，250 千米长的桐柏山脉与 400 千米长的伏牛山脉交汇于此，在其境内绵延千里，形成山区半包围式的天然屏障，造就了丰富的药材资源，使方城成为盛产中药材的"天然药库"，根据相关统计，境内现存野生中药材品种就多达 800 余种。

据清《方城志》记载："方城疆域之广轮，盖同古裕州，星野分之桐柏山淮水之上游，峰峦联络，溪涧环绕，野多陂陀膏腴，物产桔梗、木瓜、板蓝根、丹参极佳，乃地道之帮，医崇之上……金代谓之'裕丹参'"。

方城所产的丹参，根茎粗壮，品质优良，色泽紫红，地道纯正，其活血祛瘀、养血安神、消肿止痛的作用也最为显著。

现代药理分析，方城所产的丹参酮ⅡA高于其他产地丹参1～2倍，2003年通过国家质量监督检验检疫总局原产地域产品保护认证。

作为传统中药材，裕丹参主要用于高血脂、高血压、冠心病、心绞痛等心脑血管疾病及妇科疾病的治疗。

丹参久服，具有很好的保健作用，目前的保健市场上有各种品牌的丹参粉、丹参片等。不过值得注意的是，久服并不是意味着可以过量服用。现代科学实验证明，人体每天能吸收的丹参含量为5～6g，超出部分吸收不了就被排出体外，发挥不了作用。这里建议大家服用丹参，每次2～3g，每天早、中、晚饭后各服1次即可，无须过量服用。

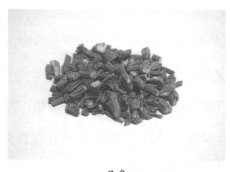

丹参

红　花

红花是活血通经的要药，治疗风湿骨痛、跌打扭伤的名药"红花油"，就是以它为主要原料。

提起红花，可能大家首先想到的是"藏红花"。藏红花虽然名贵，但是它却不是本土药材，并不是大家所认为的产于西藏。

藏红花原产于伊朗等西域地区，之所以以"西藏"命名，是因为古代藏红花通过西藏进入中原，所以古人以为是产于西藏。

红花的道地区域在河南新乡一带，因为古时隶属于卫辉府，所以又称之为"卫红花"。

历史上卫辉府的红花、怀庆府的菊花、彰德府的棉花被誉为"豫北三花"，所以卫辉市的红花被誉为"卫红花"，是河南省历史悠久的名优特产，以其"量高质佳、蕊长色红、手抓油润、劲攥不折、药香扑鼻"的特征，其质量仅次于"藏红花"，并在国际市场上享有盛誉。

相传，汉使张骞得红花种子于西域，带入中原后一直找不到合适的培育地带，直到来到卫辉府一带，见此处地势平坦，光照充足，气候温和，便在此种植，果真引种成功。清朝至民国时期，卫辉一带大多农户都种植红花，远销天津、武汉等地，并出口东南亚及西欧各国。

红花有活血化瘀、扩张冠状动脉流量、疏通微循环、改善心肌缺血的作用。红花子油含有较高的亚油酸，能与血液中的胆固醇合成胆固醇脂，从而减少胆固醇的沉积，起到降血压、调血脂，防止动脉硬化等

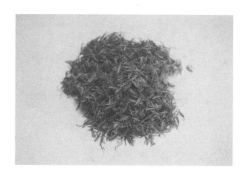

红花

功效。

　　除药用价值外，红花还被用于染料、化妆品、食用色素、油料等许多方面。制药提取后花的残渣、榨取油后的油饼、苗及秆粉碎物可用作化工原料和饲料添加剂，可谓浑身是宝。

天花粉

天花粉为葫芦科植物瓜蒌的根，为清热泻火类药物，其具体功效是清热泻火，生津止渴，排脓消肿。《唐本草》中记载："今用栝楼根作粉，如作葛粉法，洁白美好。"

前文已经说过，瓜蒌的道地产区为山东马山，但是天花粉却是以根入药，而瓜蒌根长的最好的是在河南安阳地区，据说安阳生长的瓜蒌根系发达，果实却结的十分不济，这可能是因为瓜蒌的精华物质全集中在了根部的缘故吧！

在 2010 年有一则新闻，说河南安阳瓜蒌种植开发示范基地工作人员在采挖天花粉时，刨出一长约 4.1m，重约 75kg 的特大天花粉。其重量之大，令人称奇。

安阳天花粉生长时间短、成熟快、纵剖面色质洁白、粉质良好、无黄色筋脉而多粉，药用价值大，历来被公认为全国质量最好的花粉，习称"安阳花粉"。

中医认为，天花粉性味苦、微甘，寒，入肺、胃经，有清热生津、消肿排脓之功。《神农本草经》记载："主消渴，身热，烦满，大热，补虚安中，续绝伤。"《本草纲目》上说："味甘微苦酸，酸能生津，故能止渴润枯。"

现代研究表明，天花粉还具有治疗糖尿病的独特作用，以天花粉30g，温水浸泡2小时，加水300mL，煎至200mL，入粳米50g煮一碗香喷喷的粥，可谓是糖尿病人的绝妙食疗方，可以明显缓解糖尿病口渴、烦热症状。

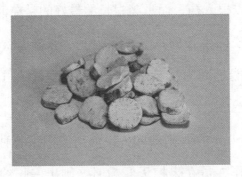

天花粉

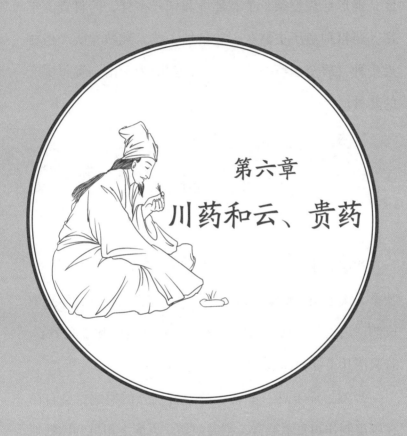

第六章

川药和云、贵药

川药指四川所产道地药材。四川是我国著名药材产区，地形地貌复杂，生态环境和气候多样，药材资源丰富，药材种植历史悠久，栽培加工技术纯熟，所产药材近千种，居全国第一位。云、贵药即为云南、贵州所产的药材。

贝 母

想必有不少同学都听说过"川贝雪梨膏"这一药名。秋季天气干燥，喉咙容易发痒咳嗽，这个时候去药店买中成药"川贝雪梨膏"，喝上一小口，就感觉喉咙滋润多了，若服用几个疗程，估计咳嗽也就停了。

当然，还不乏一些动手能力特别强的妈妈，会自己在厨房制作川贝雪梨膏，把雪梨切块，配上川贝和冰糖炖服，效果也是相当明显的。

相传这川贝雪梨膏还与魏征有一则趣事：唐初政治家魏征母亲患咳喘病多年，四处求医，效果甚微。唐太宗得知，当即派御医前往诊病，经过仔细望、闻、问、切后，便用前不久蜀地官员进贡的川贝母入药，开了一处方。

药是熬出来了，可是魏老夫人却因药太苦而不肯服用。就在魏征苦恼之际突然心生一妙计，他知道母亲最好吃梨，但因为老夫人牙齿多已脱落，不便咀嚼，所以平日都是把梨片煎水加糖后让老夫人喝。魏征就想，我为何不把御医开的川贝药和梨水兑在一起呢！这样就能掩盖药的苦味。于是魏征便在煎煮梨汁时顺手将一碗药汁倒进了梨汤中一起煎煮，又特地多加了一些糖，一直熬到三更。

最后因为熬制的时间太长，汤汁变成了膏状，魏征拿着凝膏让母亲品尝，没想到这凝膏入口即化，又香又甜，老夫人很喜欢吃，就这样吃了近半个月，将咳喘病治好了。消息传开，医生也用这一妙方来为患者治疗，均收到了良好效果，后世在此基础上演化成了"川贝雪梨膏"。

川贝雪梨膏是中医传统的润肺止咳、生津利咽的方剂，药名上的"川贝"，即川贝母，乃此方中的主要药材。

川贝母属于贝母的一个品种。贝母为多年生草本植物，因形似贝壳，有内聚贝子，故名贝母，有止咳化痰、清热散结之功。

在我国，贝母品种有十几种，根据产地不同，可分为川贝母、浙贝母、土贝母、伊贝母等，其中最有名的有川贝母。四川松潘地区号称"贝母之乡"，这个地方多雪山草原，出产的"正松贝"也为川贝母中之珍品，所以，很早就有贝母"川者为贵"之说。

川贝母是润肺止咳的名贵中药材，应用历史悠久，疗效卓著，驰名中外。川贝母的药用价值在中国传统中医书籍中多有记载。如《神农本草经》将川贝母列入中品；《本草纲目拾遗》记载："川贝味甘而补，内伤久咳以川贝为宜。"

川贝母入药也非常讲究，一般只取其地下鳞茎入药，现代药理分析，川贝母对呼吸系统的作用表现是镇咳、祛痰等，对循环系统的作用则是降压的功能。因此，在许多治疗急性气管炎、支气管炎、肺结核等病症的中药方剂或中成药制剂中都有川贝母，如蛇胆川贝露、川贝枇杷露等，这样会增强治疗疾病的效果。

对平常食用来说，川贝母和雪梨常常配为一队，因为雪梨也有润肺清燥、止咳化痰的作用，和川贝母同用可以增强滋养肺的功效。这里教大家一个非常实用的秋季养肺方，就是取雪梨1个，川贝母3g，冰糖1匙。先将雪梨洗净，在梨的上1/4处横着切开，上部分做盖，将梨核挖去。然后将贝母捣碎成粉末放入梨内，上面再放入冰糖，盖上梨盖。最后将贝母梨放入蒸锅，用旺火蒸1小时取出，梨汁和果实一起食用，这样就不用担心秋天再犯咳嗽了。

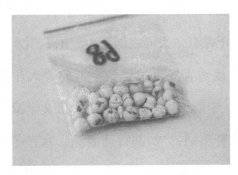

川贝母

川 芎

两个黄鹂鸣翠柳，一行白鹭上青天；

窗含西岭千秋雪，门泊东吴万里船。

这是诗圣杜甫笔下的一首四言绝句，诗中描绘的景色不是别处，正是有"天府之国"美称的四川。

四川气候适宜，土地肥沃，不但养人还养药，素有"中医之乡、中药宝库"的赞誉。西晋文学家左思在《蜀都赋》中就赞美到："蜀都百药灌丛，寒卉冬馥，异类众毦，于何不育。"据统计，目前川药有药用植物3962种，药用动物344种，药用矿物44种。药物种类占全国的75%，居全国第一。

用当地人引以为傲的话说就是，"天空飞的，地上跑的，水中游的，泥石里埋的，何处不产药"。

四川产药丰富，自然道地药材也多。以至于后世医家开药的时候直接以"川"字这种具有地理特征的字眼给药物命名，如川芎。

川芎是妇科要药，头痛要药，临床应用广泛，始载于《神农本草经》，是古今中外有名的川产道地药材。

四川属地种植川芎历史悠久，早在 1500 年前，陶弘景在《本草经集注》上就有栽培川芎的记载。北宋时期苏颂在《图经本草》中指出："……今关、陕、蜀川、江东山中多有之，而以蜀川者为胜……"

长期以来，川芎都主要集中生长在都江堰金马河上游以西地区。秦朝时期，蜀郡太守李冰父子修建了都江堰，使成都平原成为水旱从人、沃野千里的"天府之国"，同时也造就了适宜川芎生长的自然环境。

川芎喜温暖气候，雨量充沛但又怕水涝，适宜在土层深厚、疏松肥沃、排水良好的沙质土壤上栽培，而都江堰一带气候条件适宜，冬无严寒，夏无酷暑，四季分明，而且土壤环境好，其独特的生态环境非常适合川芎种植。

因为川芎的地域性很强，所以资源非常紧缺，我国在 20 世纪 60 年代的时候，农业学家曾尝试将川芎引种到云南、江苏一带，但是它们所产的川芎个大质松，香气不足，性味较淡，与都江堰所产川芎有很大差距。

所谓"一方水土养一方人"，远离家乡我们会水土不服，看来川芎同样会出现这种状况。

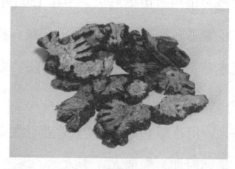

川芎

巴 豆

话说古代有个书呆子，刚读了一段医书，便有意卖弄学问。恰巧一日邻居犯了急病，书呆子对着医书"按图索骥"，找到了与邻居症状相同的治疗方法。

方子中有一味药为巴豆，可是医书上并未写明巴豆的用量，这下书呆子可犯难了，不过他再往下读到注解上写了一段话"巴豆不可轻用"，于是便喜上眉梢。

书呆子写了方子令邻居去抓药服用，结果邻居服用后第二天便死了。

县令将书呆子押到大堂审问，书呆子理直气壮地说自己完全是按照医书上做的，并没有错，如果追究应该去追究写医书的人。

县令问："医书上怎么说的？"

书呆子说："医书上说巴豆不可轻用。"

县令问:"那你用了多少?"

书呆子说:"我用了1斤。"

巴豆味辛,性热,有大毒,轻微服用便可引起腹泻,而故事中"书呆子"竟用了1斤能不死人吗!原来他将医书上作者想表达的"不可轻易使用"理解成了"不可轻量使用"。

当然这则故事是一个笑话,因为稍微懂点常识的人都知道巴豆属于泻药,不可过量服用。

何当共剪西窗烛,却话巴山夜雨时。巴豆的"巴"其实是个地名,指的就是古代巴蜀地区,也就是现在的四川盆地。李时珍说:"此物出巴蜀,而形如菽豆,故以名之。"所以,从药名上,我们就可以看出它的道地所在。

虽然巴豆被列入有毒之物,但正所谓"以毒攻毒",巴豆入药对寒邪食积所致的胸腹胀满急痛、大便不通、泄泻痢疾、水肿腹大、痰饮喘满等有很好的治疗效果。

此外,现代研究表明巴豆对治疗神经性皮炎有很好的效果。取巴豆去壳 50g，雄黄 5g，磨碎后用 3～4 层纱布包裹，每天擦患处 3～4 次，每次 1～2 分钟，直至痒感消失，皮炎消退为止。这个是外用法，所以大家大可不必吃多了往厕所里跑。

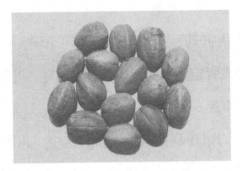

巴豆

大　黄

　　有些大夫开药，药方上会出现一个词，叫"川军"。不懂中医的人肯定是不知所谓，心想这写"川军"的大夫肯定是个军事迷。

　　其实你们错怪那些老中医了，这个"川军"可不是四川的军队，处方中的"川军"其实是一味中药，指的是大黄。

　　大黄是我国的四大中药（大黄、附子、人参、石膏）之一，据史书记载，早在公元前 270 年我国就开始使用大黄这种药材，而且应用十分广泛，在张仲景的《伤寒杂病论》和《金匮要略》中，有 32 个处方都使用了大黄。唐朝鉴真和尚东渡日本的时候，将大黄带到了日本，日本将其奉为国宝，至今仍珍藏在日本奈良的正仓院内。

大黄是药力峻猛的泻下药，医书记载："荡涤胃肠，推陈致新。通利水谷，调中化食。安和五脏。"其苦寒偏性之大，清热泻下之速，犹如荡平乱世的将军，所以被奉以"将军"的称号。

相传清朝诗人袁枚患上痢疾，有位医生用参芪一类补药替他治疗，结果病情越来越严重。后来，一位老友赠他"制大黄"，医生怕出事，一再劝袁枚不可用大黄。袁枚不相信那些医生，毅然服下制大黄，3剂就见效了。他以切身体验，赞誉大黄为中药里的"将军"。

而之所以又称之为"川军"，则是因为大黄以四川产的为良。"川军"者，"四川将军"之谓也。

大黄中含有大黄泻素，对大肠有刺激作用，吃了它肯定会拉肚子，而且药效峻猛。所以临床上很多人对它有所忌惮，觉得它"杀伐"太过，就像是秦王也惧怕白起、王翦这样的猛将。特别是对中医一知半解的人，更是谈黄色变，觉得它是不好的东西。正所谓"人参杀人无过，大黄救人无功"就是这个道理。

其实，张锡纯在其《医学衷中参西录》中载有明训"大黄之力虽猛，然有病则病当之，恒有多用不妨者。"大黄是一员猛将，能帮助肠胃推陈出新，一路杀兵斩将，御敌于国门之外。只要在正确诊断的基础上，就可以酌量使用，既不可孟浪，也不当拘泥。

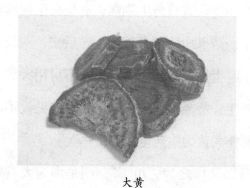

大黄

川附子

附子是中药中"回阳救逆第一品"。在很多温补的药方中，我们经常会看到有附子这味中药。

附子在临床应用有几千年的历史，早在西汉时期的《淮南子》中就有"天雄，乌喙，药之大毒也，良医以活人"的记载。明代张介宾推誉附子为药中之"四维"，指出附子、大黄为药之良将，人参、熟地黄为药之良相。更有古代医家云：保命之法，艾灸第一，丹药第二，附子第三，推崇附子为续命起死之要药。

附子主产于四川、湖北、湖南等地，其中又以四川江油附子最为出名，是著名的川地道地药材。

江油附子为四川特产，栽培历史有 1300 多年，炮制历史长，中国民间一直就有"世界附子在中国，中国附子在四川，四川附子在江油"的说法。早在《唐本草》就记述："天雄、附子、乌头，并汉蜀道绵州、龙州者佳……江南来者，全不堪用。"

江油附子具有片张大、有油面光泽和菊花心等特点，驰名国内外。煲汤可以补阳、驱寒、除湿，具有"有病治病、无病健身"的功效。

四川盆地雨水多，湿气较重，因此当地人喜欢食用附子祛除体内的寒湿之气，每年冬至时节，当地都要用附子炖肉。不过需要注意的是，附子有小毒，为了充分解毒，炖煮时间往往要保持 6 个小时以上，并且要加入生姜、绿豆等可以解毒的配料。

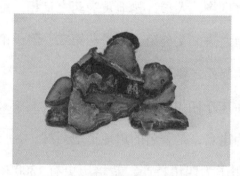

川附子

三 七

俗话说"人参补气第一，三七补血第一"。三七又名田七，与人参味同而功亦等，所以都是中药中最为珍贵的药材。

三七自古就有"止血神药"的美称，《本草纲目新编》记载："三七根，止血之神药也。无论上、中、下之血，凡有外越者，一味独用亦效，加入于补气补血药中则更神。"

三七在古代是行军打仗过程中不可或缺的药物，军医为受兵器所伤的将士所用的金疮药绝大部分都是以三七为要药。

李时珍曾对三七的止血功能做了十分细致的研究，他特意在自己手臂上弄出伤口，然后敷上三七，结果很快就愈合，他又放到官府刚受过刑的犯人身上去试验，效果也好得出奇。所以，李时珍又将三七称为"金不换"，意思就是给黄金也不愿交换。

后世民间医生曲焕章取用道地药材三七等，研制出专治疗跌打损伤的中成药"云南白药"。

三七对生长的环境条件有特殊要求，适宜于冬暖夏凉的气候，不耐严寒与酷热，喜半阴和潮湿的生态环境。因而地域性很强，主要分布在包括云南省文山州和广西与文山交界的几个地方，其中云南省文山州为原产地和主产地。

古人道"北人参，南三七"，这里的南三七指的就是云南文山的三七。公认的文山三七种植历史不少于400年，全国95%以上的三七产在文山，因此被国家命名为"三七之乡"。

文山三七道地性的形成，既得益于云南得天独厚的地理环境条件和气候环境条件，又与三七的生态适应性有关，更是道地产区在长期的栽培过程中形成的栽培文化以及科学技术的应用等多方面综合作用的结果。

不过由于三七太过于珍贵，一些不法药贩为牟取利润，往往对三七药材及粉末或饮片进行造假制劣，尤其是掺伪及混乱现象较多。所以，建议大家一定要去正规药店买三七，如果买到无良商家的假冒伪劣三七产品，很有可能既耽误了治疗病情的时间，又损失了钱财。

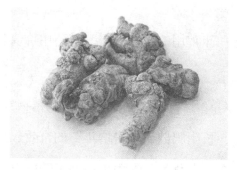

三七

天　麻

天麻是一味常用的贵重药材，其药用价值和食疗价值都非常高。

《神农本草经》中称天麻有"主杀鬼精物，蛊毒恶气。久服益气力，长阴肥健，轻身增年"的奇效，列为中药上品。李时珍在《本草纲目》中也记载了天麻有治诸风湿痹的功能。

现代科学研究表明，大方天麻的天麻素含量高，微量元素丰富，能激活脑细胞、改善微循环、防止脑血管疾病、补脑健脑、抗衰老、增强免疫力，对头目眩晕、头风、头痛、久病体虚、肢体麻木、半身不遂、脑震荡、高血压等有较为显著的效果。

贵州是中国天麻的主要产区之一，因得天独厚的自然条件，所产天麻的天麻素含量较高，向来以品质好、药效高而享誉国内外。

天麻作为贵州当地的珍贵名产，其身价可与茅台酒齐名，其中又以大方县的天麻产量最好、质量最高。

大方县位于贵州省西北部，属于暖温带湿润季风气候，雨水充足，冬暖夏凉，土壤多为酸性沙质黄棕壤，特别适合天麻生产，因而所产大方天麻与一般天麻药材相比较质地较为坚实、沉重，环纹较少，顶芽较小，断面较均一明亮，特异气味较浓郁，有"中国天麻数贵州，贵州天麻数大方"之说。

早在明朝时期，天麻就被当时贵州著名彝族政治家奢香夫人，将大方天麻与大方漆器、乌蒙马一起作为"皇室贡品"进贡给朝廷，这也是大方天麻走出山区，走向全中国的开始。清代天麻就作为大方地产名贵药材运销省外，并且于光绪年间出口。20世纪80年代中国中草药普查中，也明确指出大方是省内野生天麻主产区之一，而且质量优良，外形美观。不但数量大，从理化、药理成分上来讲，都比任何地区产的天麻含量高。

当然，天麻除了药用价值，在大方当地，天麻还常被作为蔬菜食用，具有很高的食疗价值。

常食天麻粥和将鲜天麻像山药、土豆那样炒食或煮食、炖食，可增强人体免疫功能，预防视力失常、眼炎、皮肤干燥、黏膜干涩，并可抵抗某些呼吸系统感染，治疗和减轻头晕、目眩、关节炎、风湿病、腰病等病痛的危害。

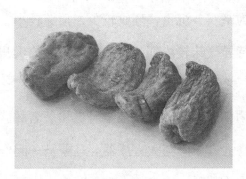

天麻

杜　仲

　　杜仲是杜仲树的干燥树皮，是补肝益肾的良药，可以治疗很多疾病，是中医学家比较常用的中药上品。

　　关于杜仲这个名称的由来，还有一个动人的传说故事，从前在洞庭湖畔有一群纤夫，他们由于每日弯腰拉纤，时间长了都患上了腰膝疼痛的疾病，其中一个名叫杜仲的青年纤夫为了解决这个问题，决定上山采药为自己及同伴治疗疾病。

　　在途中遇到一个老翁，他便向老翁求教，老翁感动于他的心地善良，便给他一块树皮，并告诉他树皮可以治疗腰膝疼痛的症状。杜仲拿着这块树皮继续上山寻找更多同样的树皮，等到他发现这种树皮时，便拼命采摘，但是由于他累得筋疲力尽，所以掉入洞庭湖内。

　　后来人们在湖内发现了他的尸体，怀中紧紧抱着采摘的树皮，纤夫们吃了这些树皮后，身体上的疼痛都好了。人们为了纪念杜仲的英雄行为，便把这种树皮命名为"杜仲"。

中国早在 2000 年前的古籍中，就有杜仲树皮煎汤饮服可增强肌肉的记载。《神农本草经》将杜仲列为上品。谓其"主治腰膝痛，补中，益精气，坚筋骨，除阴下痒湿，小便余沥。久服，轻身耐老。"

杜仲原产我国贵州、四川、湖南等地的山区，其中贵州素有杜仲之乡的美名，乃贵州三宝之一（天麻、灵芝、杜仲）。

杜仲不但是传统的名贵中药材，经现代医学研究表明杜仲还是一件对付"三高"的"好武器"。

医学研究证明，杜仲是世界上优秀的天然降压药物。杜仲含有的多种药用成分，能加快血流速度，改善机体微循环功能，它不但具有良好的降压作用，有效改善由高血压引起的头晕、失眠等症状，而且还有助于正常人预防血压升高。

对于降血糖方面，专家指出杜仲可以阻碍或延迟葡萄糖的生成以及肠道的吸收，从而维持体内适当的血糖值。

　　用 15g 杜仲叶，10g 白菊花，用开水浸泡，代茶饮，或是 15g 杜仲叶和 10g 夏枯草，水煎 1 小时后，取药液代茶饮，可以起到很好的降脂、降压、降糖效果。

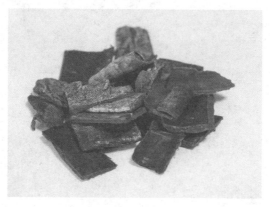

杜仲

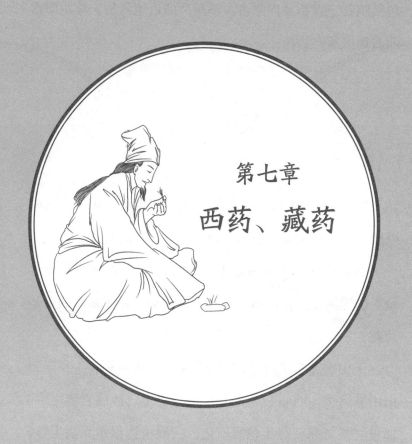

第七章
西药、藏药

西药是指"丝绸之路"的起点西安以西的广大地区、包括陕甘宁青新及内蒙古西部所产的道地药材。藏药即指西藏地区所产的药。

天山雪莲

"海碗般大的奇花，花瓣碧绿，四周都是积雪，白中映碧，加上夕阳金光映照，娇艳华美，奇丽万状……"

这是武侠小说大师金庸笔下的天山雪莲，《书剑恩仇录》的男主角陈家洛出生入死，冒险攀上悬崖采摘的正是此花。

天山雪莲花是新疆特有的珍奇名贵中草药，生长于天山山脉海拔4000m以上的悬崖陡壁之上、冰碛岩缝之中。那里气候奇寒、终年积雪不化，一般植物根本无法生存，而天山雪莲却能在零下几十度的严寒中和空气稀薄的缺氧环境中傲霜斗雪、顽强生长。

这种独有的生存习性和独特的生长环境使其天然而稀

有，并造就了它独特的药理作用和神奇的药用价值，被人们奉为"百草之王""药中极品"。

《本草纲目拾遗》中就记载："雪莲花形似莲花，高达尺许，产伊犁等处，产天山顶峰者为第一。"正确记叙了雪莲的形状和产地。

传说，雪莲是造物主赐给新疆的"仙物"，是瑶池王母到天池洗澡时由仙女们撒下来的。在当地民间，雪莲带有神秘色彩，高山牧民在行路途中遇到雪莲时，会认为看见了吉祥如意的征兆，就连喝下雪莲苞叶上的水滴都被认为能驱邪益寿。

古往今来，天山雪莲一直是人们梦寐以求的滋补佳品。晋《穆天子传》记载，天子向王母求长生不老药，王母取天山雪莲赠之。雪莲入药历史悠久，中医认为具有活血通络、散寒除湿、滋阴壮阳等功效，可治一切寒证。在新疆民间，雪莲更是家喻户晓，习用已久。

维吾尔族用其全草治疗风湿性关节炎、小腹冷痛、妇女月经不调、赤白带等症。蒙古族用其地上部分治疗结核气喘、风湿性腰痛、妇女月经不调、痛经、筋骨损伤等。

哈萨克族用其治疗产后胎衣不下、肺寒咳嗽、麻疹不透、外伤出血等病症。

现代研究显示，天山雪莲花含生物碱、黄酮、甾醇、挥发油、还原糖和16种氨基酸、雪莲内酯、细胞生长因子等，可增强免疫力、促进细胞生长、清除自由基及抗疲劳、延缓衰老、让生命保持年轻态。

在古代，一株雪莲百年难求，但现在随着科技进步，我国的科学家已经自2004年就开始人工种植雪莲了，开辟取代野生雪莲供给药品市场需求的新渠道。现在雪莲已经走下了神坛，不再是遥不可及，很多化妆品里都含有雪莲的有效成分，可加速皮肤的新陈代谢，减少皱纹，使皮肤保持光泽、丰满，很受大家的欢迎。

天山雪莲

枸杞子

宁夏是中华文明的发祥地之一，位于"丝绸之路"，历史上曾是东西部交通贸易的重要通道，作为黄河流经的地区，这里同样有古老悠久的黄河文明。公元1038年，党项族的首领李元昊在此建立了西夏王朝，并形成了西夏文化。古今素有"塞上江南"之美誉。

去宁夏旅游的朋友，返程的时候，行李中总免不了带一些枸杞子，那些"浆果呈鲜红色，形似纺锤，更似红玛瑙坠"的植物，不但吃起来口味绝佳，而且还具有很高的养生价值。

枸杞子入药能滋补肝肾，益精明目，日常服用具有降低血糖、抗脂肪肝，抗动脉粥样硬化等作用。正如古药书《本草汇言》所载："枸杞能使气可充，血可补，阳可生，阴可长，火可降，风湿可去，有十全之妙用焉。"

提起枸杞子，大家都知道宁夏的枸杞子最为出名。宁夏枸杞子原是生长在中宁、中卫一带的野生植物，是经过宁夏人民世代选育、改良，才作为人工栽培的作物流传下来，距今已有几千年的历史了。据说，在古代宁夏栽培枸杞的技术都是父授子嗣、秘不外传。

宁夏所产的枸杞子皮薄肉厚、口感纯正、甘甜爽口的特点，在全国同类产品中品质最优，是举世公认的绝品，也是唯一被载入新中国药典的枸杞子品种。据史籍载，明弘治年间枸杞子被列为"贡果"。时人曾赋诗赞曰："六月杞园树树红，宁安药果擅寰中。千钱一斗矜时价，绝胜腴田岁早丰。"

现今，我国20多个省、市、自治区及欧洲各国、北美各国栽种的或已退化为野生的枸杞，其祖先多为宁夏枸杞。因此，素有"天下枸杞出中国，宁夏枸杞甲天下"的美誉。

相传在古代，宁夏枸杞子可品分"朝玉、贡果、大栋、魁元"四等。这些带有封建色彩的等级名称，从一定程度上反映了在旧社会宁夏枸杞子大概为达官贵人所享。今天，大家可以尽情地享用宁夏枸杞子，不仅可用于医治疾病，而且还可作为珍贵礼品馈赠亲友。

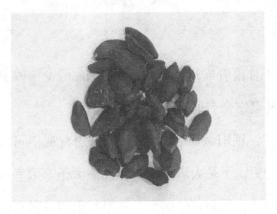

枸杞子

锁 阳

位于甘肃省瓜州县城东南约 70km 的戈壁滩上，有一座以中药名字命名的城市——"锁阳城"。

相传，锁阳城原名"苦峪城"。唐贞观年间，边陲屡遭异族侵犯，于是大唐天子李世民命太子李治率名将薛仁贵进兵西域，兵临苦峪城下，一举打败西域联军。正在举行庆贺之际，不料被赶来救援的哈密国元帅苏宝同大军团团围困。

当时正值寒冬腊月，塞北的自然条件艰苦，战士们突围无望，粮草尽绝，很多人死于非命，浩浩荡荡的大军顿时没了战斗力。一日，薛仁贵发现有一块地方既不积雪，也不封冻，随手挖开，惊喜地发现了一个像棒槌并带有肉质的根茎，于是令将士掘而食之，此物食之甜涩相宜，三军顿觉精神倍增。

当下薛仁贵便整装队伍，把同样疲惫的敌军打了个措手不及，为朝廷建立了奇功。因此物能振奋阳气，故名"锁阳"。返回长安后，李世民了解了事情的经过，认为锁阳救了三军将士是天赐洪福，将苦峪城赐名为锁阳城。

关于锁阳，先秦就有文字记载，汉代始入药。是补肾的药材中最常使用的一味药，它可平肝补肾，益精养血，润肠通便，治疗气血不足造成的不孕症，还可强筋健骨，补充钙质，对人体功能有很大益处，所以有人将它称之为"长生不老药"。

锁阳的生长环境非常独特，须生长在零下20℃，不积雪、不地冻的地方。因此，锁阳主要分布于西北荒漠及荒漠化草原地区，包括内蒙古西北部、甘肃、宁夏、青海北部、新疆。其中以甘肃最为道地，李时珍曾说："锁阳出肃州。"

中医讲，阳气为人体之本，得阳者生，亡阳者死。我们的生活起居，无时无刻不在损耗阳气，活动、思考、消化、食物能量转化。而锁阳的功效正如它的名字一样，可以帮助我们锁住身体的阳气不流失，所以非常适合工作节奏快、时间紧凑、中青年操劳事业而健康透支者，特别是日夜为家庭辛劳工作的父亲们。

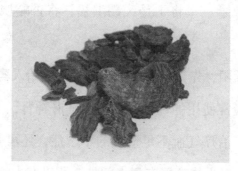

锁阳

秦艽

在战国时期，秦国控制着陕西、甘肃、宁夏、青海等部分西北地区，所以古代医家习惯将此区域所产的道地药材加上一个"秦"字，比如说"秦艽"。

秦艽是中国重要的传统中药之一，是中药治疗风湿痹痛、关节病必不可少的药物，始载于《神农本草经》，被列为中品，其医书上描述为："秦艽主寒热邪气，寒湿风痹，肢节痛、下水、利小便。"在中医方剂中，有一个治疗卒中的有名方剂，叫"大秦艽汤"，就是以秦艽为君药。

相传，秦艽药用价值的发现和古秦国有关。战国时期，秦国连年征战，跋山涉水，特别在气候潮湿、沼泽遍布的吴越地区，很多士兵因为水土不服，卸甲归来后都得了风湿性关节疼痛，而关中的医生就发现用生长在丘陵区的坡地、林缘及灌木丛中的植物，可以治疗关节疼痛，屈伸不利。因此药产于秦国，故被命名为"秦艽"。

《中华人民共和国药典》中将秦艽原植物分为"大叶秦艽""粗茎秦艽""小秦艽""麻花艽"4类。其中最为上等的便是产于陕西和甘肃两省的大叶秦艽。李时珍就曾指出："秦艽出秦中，以根作罗纹相交者为佳，故名秦艽，秦纠"。

近年来随着人们的掠夺式采挖，加上西北地区植被遭到破坏，水土流失严重，真正意义上产自于秦地的"秦艽"越来越少。这也为我们人类敲响了警钟，原本中医药就是大自然对人类的馈赠，如果人类不好好对待大自然，大自然就会收回对我们的赏赐。

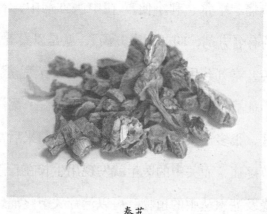

秦艽

冬虫夏草

西藏地处世界屋脊，其特殊的地理环境造就了西藏地区独有的各种特色药材。西藏的圣山、圣水和伟大的庙宇，无不回绕在人们的梦萦中。西藏的生物医药瑰宝，更是让世人惊叹不已。

冬虫夏草在我国是家喻户晓的名贵中药，是冬季真菌寄生于虫草蛾幼虫体内，到了夏季发育而成。因兼有虫和草的外形，故被称之为"冬虫夏草"。从外形上看，冬虫夏草虫体呈金黄色、淡黄色或黄棕色，又因价格昂贵而有"黄金草"之称。

冬虫夏草被发现于西藏，据说1500多年前，青藏高原的牧人发现一个奇特的现象，一些年老体衰的羊食用了一种埋藏在草皮下的草根后，就变得矫健轻灵、毛色发亮。牧人发现此物冬季为虫，夏季为草，人食用后强壮有力、不易生病。遂将此草称为德索（虫草），奉为神草。

　　文成公主进藏时，吐蕃将德索作为贡品交送亲使团带回长安，成为唐代皇室珍宝，称作冬虫夏草。后由日本遣唐团带回日本，贵族用其泡酒作为强壮剂。1723年欧洲传教士尚加特利茨库将冬虫夏草带到法国后，因其功能独特，被称为东方传奇式的珍宝。

　　对于冬虫夏草来说，它的生长条件非常残酷，海拔不能低于3000m，又不能超过5200m。因此，冬虫夏草在我国只有两个地方才有，那就是青海和西藏，尤其以生长在海拔4500m以上西藏那曲地区的为虫草中的佳品，因为生长条件特殊，所以虫草的野生资源非常稀缺，市场上1g虫草的价格往往比黄金还要高。

　　冬虫夏草药用价值极高，其营养成分高于人参，可入药，也可食用，是上乘的佳肴，具有很高的营养价值。《重庆堂随笔》谓："冬虫夏草，具温和平补之性，为虚疟、虚痨、虚胀、虚痛之圣药。"对于其药用功效，古人专门编了歌诀曰：虫草甘温归肺肾，补肺益肾疗虚损；阳痿遗精虚痨极，结核咳嗽吐血频。

现代研究证明，冬虫夏草可以增强机体的免疫力，滋补肺肾，对肺癌、肝癌等有明显的抑制作用。

冬虫夏草非常适合人们用来提高免疫力，或者是术后、产后身体的恢复，食用方式也很简单，只需在炖肉的时候放入 2～5 根虫草即可。还有人喜欢将虫草煮水当茶喝，通常先以文火将虫草添水煮沸，水开后要马上饮用，因为长时间沸腾会破坏虫草的成分，然后边喝边添水，直到壶中的冬虫夏草水变淡甚至呈现白色的时候就不要喝了，最后将冬虫夏草吃掉。

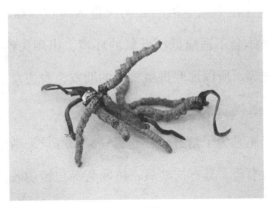

冬虫夏草

红景天

西藏，被誉为雪域高原、世界第三极、世界屋脊。很多人说"人的一生一定要去一趟西藏"，因为那是世界上最后的一片净土。

但普通人若想进入青藏高原，首先要面对的困难就是高原反应。在平原生活的人初次进入海拔3000m以上的高原，身体会不适应低压低氧的环境，出现头疼、失眠、呼吸困难等。所以那些进藏旅游的朋友，身边总少不了两样东西，氧气瓶和红景天。

氧气瓶是为了给身体补充氧气，而红景天则是一味非常名贵的中药，具有抗缺氧、抗疲劳等独特功效，可以防治和缓解一系列的高原反应。

红景天生长在海拔1800～2500m高寒无污染地带，我国的产地主要集中在青藏高原与东北长白山地区，其中又以西藏红景天最为出名，被誉为"雪域人参""植物黄金"。

我国对于红景天的使用已有很久的历史，在长白山地区，民间常用高山红景天作为补品和治疗疾病之药，用它煎水或泡酒饮用以消除重体力劳动带来的疲劳和抵抗高寒山区的冬季寒冷。

据记载，当年康熙帝为平乱西部边陲地区的叛乱分子，亲自带领将士出征，来到西北高原时，因不适应高山缺氧环境，将士均出现了恶心呕吐、心慌气短、倦怠乏力、茶饭不思等高原反应，气势和战斗力大大减弱。后来，将士就是喝了红景天泡的酒，缓解高原反应，得以打胜仗，使得康熙进一步巩固了江山。康熙帝因此将红景天封为"仙赐草"，并钦定御用贡品。乾隆年间，蒙古土尔扈特部从伏尔加河流域回归祖国时给乾隆皇帝的贡品中就有红景天。

20世纪60年代苏联基洛夫军事医学专家在寻找强壮剂时发现红景天，并对其进行深入研究，提出红景天具有类似中医"扶正固本"的作用，而且它的增强免疫作用可强于人参。苏联斯克医科大学萨拉季夫教授认为当疲劳机体不能自然恢复时，服用红景天浸膏则有显著效果而且无毒无成瘾性。

对于从事体育运动人群、疲劳人群、高原旅游人群、高海拔工作人员来说，红景天就是他们的福音，而对我们学生来说，红景天就是挑灯苦读、提高学习成绩的利器。每天以2～5g红景天泡水喝，你学习的劲头就会比别人多几分。

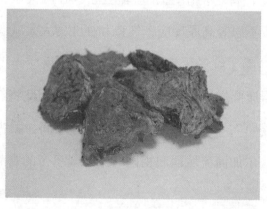

红景天

麝 香

在美丽而又神秘的青藏高原，有一种动物叫"麝"。麝的外形就像是缩小版的鹿，多生活在海拔2000～4000m以上的高山草原或密林中。

虽然它离群索居，远离人类，但依然不能阻止人们对它的杀戮，因为它们的身上藏着世界上最为名贵的香料、药材。

麝香为雄麝的肚脐和生殖器之间的腺囊的分泌物，干燥后呈颗粒状或块状，有特殊的香气，有苦味，可以制成香料，也可以入药。在我国，麝香已经有2000多年的使用历史了，因其独有的香味和药用价值，被人们称为"中药第一香"。

我国是世界上出产麝香最多的国家，古代人们将麝香供为神品，用其去恶压邪。我国东汉名医华佗，曾将麝香、丁香、檀香等置于香袋，悬于屋中，据说可以辟邪，治疗肺痨吐血。直到现在民间五月端午还有做香袋的习俗。唐代时，有人把麝香和制墨的原料放在一起制成香墨；宋代时，人们把麝香和其他植物配合做成香料，用来刷墙、熏衣等；现在还被人们用作制造高级化妆品和定香剂的香料。

自古以来，诸多本草药典均将麝香列为诸香之冠、药材中的珍品，认为它能通诸窍，开经络，透肌骨，主治风痰、伤寒、瘟疫、暑湿、燥火、气滞、疮伤、眼疾等多种疾病，很多著名的中成药，如安宫牛黄丸、大活络丹、六神丸、苏合香丸、云南白药等都含有麝香的成分。现代临床药理研究也证明，麝香具有兴奋中枢神经、刺激心血管、促进雄性激素分泌和抗炎症等作用。

关于麝香药用价值的发现，还有一个神奇的传说：从前有一对父子进山打猎，儿子不慎跌到山涧中，老人赶紧下去寻找儿子。等老人到山涧时，却闻到一股奇香，结果不远处在地下挖到了一个被有细毛的小香囊。

老人觉得此香甚好，便拿给儿子闻后，其子顿觉疼痛消失。所以他把这个香囊放在儿子身上，每逢有人受伤，他总是拿出这个香囊为人疗伤。谁知，这个香囊被县太爷抢走，给自己的小妾戴上，结果却导致小妾流产。

从故事中，我们不难发现，麝香的药用价值具有两面性，首先它具有芳香开窍、通经活血、消炎止痛的作用，对卒中、跌打损伤有很好的疗效，同时由于它的芳香之气太过辛窜，所以极易导致流产，在古代麝香常作为避孕药使用。

然而，由于世世代代都在采用杀麝取香的方法，致使野生麝类资源越来越少，以至于在海拔较低的山地已很少

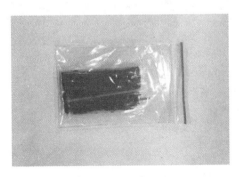

麝香

见到麝的踪迹。君子爱财，取之有道，虽然麝香是珍贵的宝物，但如果获得的方式是以灭绝一个物种为代价，这是不可取的。所以，建议同学们使用人工合成的麝香，虽然效用上会有所差距，但却使你们为构建人与自然和谐相处贡献了一分力量。